KNAUR.LEBEN

DR. MED. CARSTEN LEKUTAT

Ein Apfel macht gesund, drei Äpfel machen eine Fettleber

Wege zur Selbsthilfe:
Wie Nährstoffe im Körper wirken und uns gesund oder krank machen

KNAUR.LEBEN

Die in diesem Buch enthaltenen Rezepte und Hinweise wurden vom Autor und dem Verlag sorgfältig geprüft und haben sich in der Praxis bewährt. Jedoch wird keine Gewähr für deren Richtigkeit, Vollständigkeit oder Aktualität übernommen. Druckfehler und Irrtümer bleiben vorbehalten. Die Umsetzung der Anweisungen erfolgt auf eigenes Risiko. Haftungsansprüche gegen den Autor und/oder den Verlag sind ausgeschlossen, es sei denn, es liegt Vorsatz, grobe Fahrlässigkeit oder Arglist vor. Dieser Haftungsausschluss gilt nicht für Schäden an Leben, Körper oder Gesundheit.

Besuchen Sie uns im Internet:
www.knaur-leben.de

MIX
Papier | Fördert gute Waldnutzung
FSC® C014496

Aktualisierte Taschenbuchausgabe April 2025

Ein Imprint der Verlagsgruppe
Droemer Knaur GmbH & Co. KG
Maria-Luiko-Straße 54, 80636 München

Texte: Dr. med. Carsten Lekutat und Jana Olsen
Lektorat: Doreen Köstler
Covergestaltung: ZERO Werbeagentur, München
Coverabbildung: © Thomas Duffé / Shutterstock.com
Illustrationen: Dipl.-Des. Anne Krause und Dipl.-Des. Melanie van Bentum
Satz und Layout: Adobe InDesign im Verlag
Druck und Bindung: GGP Media GmbH, Pößneck
ISBN 978-3-426-65994-6

Kontaktadresse nach
EU-Produktsicherheitsverordnung:
produktsicherheit@droemer-knaur.de

2 4 5 3 1

Vorwort zur Taschenbuchausgabe

Liebe Leserin, lieber Leser,

als ich vor einigen Jahren die erste Auflage dieses Buches verfasste, ahnte ich nicht, welche Dynamik das Thema Ernährung und Gesundheit in der Zwischenzeit entwickeln würde. Was damals noch als Nischenthema galt, ist heute in aller Munde – im wahrsten Sinne des Wortes.

Die Erkenntnis, dass unsere Ernährung einen immensen Einfluss auf unser Wohlbefinden und unsere Gesundheit hat, ist mittlerweile im Mainstream angekommen. Und das aus gutem Grund: Immer mehr Menschen leiden unter den Folgen einer unausgewogenen Ernährung, Übergewicht und den damit verbundenen Zivilisationskrankheiten. Gleichzeitig wächst aber auch das Bewusstsein dafür, dass wir selbst einen großen Einfluss darauf haben, wie es uns geht – und zwar durch das, was wir täglich zu uns nehmen.

In den letzten Jahren hat sich auf diesem Gebiet enorm viel getan. Neue wissenschaftliche Erkenntnisse bestätigen viele der Thesen, die ich in der ersten Auflage dieses Buches aufgestellt habe.

Besonders spannend finde ich die Entwicklungen im Bereich der GLP-1-Analoga zur Gewichtsreduktion. Diese Medikamente, die ursprünglich zur Behandlung von Diabetes entwickelt wurden, haben sich als äußerst wirksam in der Bekämpfung von Übergewicht erwiesen. Sie greifen genau dort an, wo Wissenschaftler es schon damals vermutet hatten: bei der Regulierung unseres Appetits und unseres Stoffwechsels.

Die Erfolge, die Menschen mit diesen neuen Medikamenten erzielen, sind beeindruckend. Gewichtsreduktionen von 20 bis 30 % des Ausgangsgewichts sind keine Seltenheit mehr. Das bestätigt einmal mehr, wie komplex unser Stoffwechsel ist und wie sehr hormonelle Faktoren unsere Nahrungsaufnahme und unser Gewicht beeinflussen. Es zeigt aber auch, dass wir mit dem richtigen Verständnis und den richtigen Werkzeugen tatsächlich etwas bewirken können.

Doch lassen Sie sich von diesen medizinischen Fortschritten nicht täuschen: Es gibt keine Wunderpille, die all unsere Ernährungsprobleme löst. Die GLP-1-Analoga sind ein vielversprechendes Werkzeug, aber sie ersetzen nicht die Notwendigkeit, sich mit der eigenen Ernährung auseinanderzusetzen und gesunde Gewohnheiten zu entwickeln. Sie sind vielmehr eine Unterstützung auf dem Weg zu einem gesünderen Lebensstil.

Was mich besonders freut: Die neuen Erkenntnisse bestätigen, was ich schon in der ersten Auflage betont habe – nämlich wie individuell unsere Reaktionen auf Nahrungsmittel sind. Was für den einen eine gesunde Mahlzeit ist, kann für den anderen problematisch sein. Die Forschung zu den GLP-1-Analoga zeigt eindrucksvoll, dass es nicht nur darauf ankommt, was wir essen, sondern auch darauf, wie unser Körper reagiert.

Diese Individualität ist auch der Grund, warum ich nach wie vor dafür plädiere, dass jeder seinen eigenen Weg finden muss. Es gibt keine Einheitslösung, die für alle funktioniert. Stattdessen müssen wir lernen, auf unseren Körper zu hören und zu verstehen, was ihm guttut und was nicht.

In dieser neuen Auflage finden Sie daher nicht nur aktuelle Informationen zu den neuesten Erkenntnissen der

Ernährungsforschung, sondern auch Anleitungen, wie Sie Ihre ganz persönliche Ernährungsstrategie entwickeln können. Ich möchte Sie ermutigen, neugierig zu sein, zu experimentieren und herauszufinden, was für Sie am besten funktioniert.

Dabei geht es nicht nur um Gewichtsreduktion, sondern um ein ganzheitliches Verständnis von Gesundheit und Wohlbefinden. Wie schon in der ersten Auflage betont, spielen auch Faktoren wie Stress, Schlaf und Bewegung eine wichtige Rolle. Die neuen Forschungsergebnisse bestätigen, dass all diese Aspekte eng miteinander verwoben sind und sich gegenseitig beeinflussen.

Lassen Sie uns gemeinsam auf eine Entdeckungsreise gehen – eine Reise zu mehr Gesundheit, mehr Energie und mehr Lebensfreude. Ich bin überzeugt, dass in jedem von uns das Potenzial steckt, durch bewusste Ernährung und einen gesunden Lebensstil positive Veränderungen zu bewirken. Dieses Buch soll Ihnen dabei als Wegweiser dienen. Es liefert Ihnen das Wissen und die Werkzeuge, die Sie brauchen, um informierte Entscheidungen zu treffen. Aber letztendlich liegt es an Ihnen, dieses Wissen in die Praxis umzusetzen. Sehen Sie es als Einladung, aktiv zu werden und die Verantwortung für Ihre Gesundheit in die eigenen Hände zu nehmen.

Ich wünsche Ihnen, dass Sie beim Lesen dieses Buches genauso viele Aha-Momente erleben, wie ich sie beim Schreiben hatte. Lassen Sie sich inspirieren, motivieren und ermutigen. Jeder Schritt in Richtung einer gesünderen Ernährung ist ein Schritt zu mehr Lebensqualität.

Denken Sie daran: Es geht nicht um Perfektion, sondern um Fortschritt. Kleine, konsistente Veränderungen können über die Zeit große Wirkung entfalten. Seien Sie geduldig mit sich selbst und feiern Sie jeden Erfolg, egal wie klein er erscheinen mag. Ich bin gespannt auf Ihre Erfahrungen und freue mich darauf, von Ihren persönlichen Erfolgsgeschichten zu hören. Gemeinsam können wir eine Bewegung anstoßen, die nicht nur unser eigenes Leben, sondern auch das unserer Mitmenschen positiv beeinflusst.

In diesem Sinne wünsche ich Ihnen eine inspirierende Lektüre und einen erfolgreichen Start in ein gesünderes, vitaleres Leben. Lassen Sie uns gemeinsam die Kraft der Ernährung nutzen, um unser Wohlbefinden zu steigern und unsere Gesundheit zu optimieren.

Auf Ihre Gesundheit!
Ihr Dr. med. Carsten Lekutat

Inhalt

Einführung: Der Mensch ist kein Reagenzglas

Essen Sie noch Fleisch?

Sie haben doch bestimmt davon gehört, dass rotes Fleisch für Ihre Gesundheit gar nicht gut ist und sogar Krebs auslösen kann.

Und was ist mit Fisch? Trauen Sie den Bioaquakulturen wirklich über den Weg oder haben Sie Ihren Körper bereits mit Antibiotika und Quecksilber verseucht?

Und wie steht es um Ihre Omega-3-Fettsäureversorgung? Denken Sie täglich an die Handvoll Nüsse, über die Sie vergangene Woche in der Zeitschrift gelesen haben und die ja so gesund sein soll?

Schaffen Sie Ihre fünf Portionen Obst und Gemüse am Tag? Natürlich unter Berücksichtigung der maximalen täglichen Zuckermenge, die Sie nicht überschreiten sollten?

Ernährung kann ja so anstrengend sein, vor allem wenn man sie optimieren möchte. Manchmal hätte ich gern eine Zeitmaschine und würde in das vergangene Jahrhundert zurückreisen, denn damals war alles viel einfacher: Fette waren böse, Zucker nur in Süßigkeiten verpönt und Milch gehörte zu einem gesunden Wachstum dazu und erregte weder Krebs noch Aufregung in der Bevölkerung.

Heute aber vergeht keine Woche, in der nicht neueste Erkenntnisse über unsere Ernährung in den Medien auftauchen. Ein Heer von Experten überschüttet uns mit wissenschaftlichen Daten aktueller Studien, möglichst natürlich aus Übersee. Die Experten erklären uns, wie der menschliche Stoffwechsel wirklich funktioniert und dass wir eigentlich an den meisten Erkrankungen selbst schuld sind, da wir uns so ernähren, wie wir uns ernähren. Und wenn wir uns dann im Internet ein eigenes Bild machen wollen und Informationen über Ernährung suchen, werden wir Zeuge von Grabenkämpfen von Veganern gegen Fleischesser und Schlachten der Low-Carb- gegen die Low-Fat-Fraktion.

Ich möchte Sie zu einem Gedankenexperiment einladen: Stellen Sie sich bitte vor, Sie seien übergewichtig und möchten diesen Zustand gern ändern. Sie hätten nun die Möglichkeit, genau einen Menschen zu fragen, wie Sie am besten abnehmen können. Wen würden Sie fragen? Ihren Hausarzt? Den Nachbarn? Vielleicht einen Menschen, der bereits erfolgreich Gewicht verloren hat? Einen Ernährungsberater?

Fangen wir mal mit der ersten Option an: Würden Sie Ihren Hausarzt fragen? Oder erweitern wir sogar das Feld der Mediziner: Würden Sie überhaupt einen Arzt fragen?

Genau diese Frage stelle ich regelmäßig meinen Zuschauern bei verschiedenen Bühnenveranstaltungen. Und meistens erhalte ich eine eindeutige Antwort: »Nein, einen Arzt würde ich nicht fragen!« Wenn ich dann frage: »Warum eigentlich nicht?«, bekomme ich ebenfalls eine eindeutige Antwort: »Der hat keine Ahnung!«

Und ich muss meinem Publikum zustimmen, aber gleichzeitig auch meine Berufszunft verteidigen. In der Tat verstehen wir Ärzte – genauso wie Ernährungswissenschaftler und Ernährungsberater, Diätassistenten und Ökotrophologen – noch recht wenig über die menschliche Ernährung. Während von den Vorgängern moderner Chirurgen bereits vor ungefähr 50 000 Jahren Armamputationen durchgeführt wurden, wurde die Ernährungswissenschaft in Deutschland als eigene Disziplin mit dem Lehrstuhl für menschliche Ernährungslehre erst 1956 in Gießen ins Leben gerufen. Okay, ich gebe zu, dass der Vergleich von Steinzeitchirurgen und universitären Wissenschaftlern des 20. Jahrhunderts etwas hinkt, aber eines ist klar: Die Ernährungswissenschaft steckt noch in den Kinderschuhen.

Aber ist das wirklich der einzige Grund, dass wir ständig mit neuen Erkenntnissen über Nahrung und Nährstoffe konfrontiert werden, die sich häufig sogar widersprechen? Meines Erachtens zeigt sich gerade in der Betrachtung der menschlichen Ernährung ein Phänomen, dem wir in den vergangenen Jahren in der Medizin viel zu wenig Beachtung geschenkt haben: die Individualität jedes einzelnen Menschen.

Wenn wir zum Beispiel im Rahmen einer wissenschaftlichen Untersuchung die Wirkung eines Medikaments auf eine Krankheit testen möchten, versuchen wir, möglichst viele Menschen zu betrachten, um statistisch auswertbare Daten zu erhalten. Je größer die untersuchte Patientengruppe ist, umso verlässlicher ist die Studie. Die Größe der Gruppe macht aus den Menschen einen Einheitsbrei, sie entfernt die Individualität des Einzelnen. Am Ende erhalten wir eine Information darüber, wie ein Medikament durchschnittlich wirkt.

Was bei Medikamentenstudien sicherlich sinnvoll ist, führt bei der Betrachtung von Ernährungsphänomenen zu erheblichen Problemen. Könnte es vielleicht sein, dass eine fleischlose Ernährung bei einigen Menschen positiv wirkt, während sie bei anderen katastrophale Folgen hat? Oder dass einige Menschen mit Kohlenhydraten besser zurechtkommen als andere? Oder dass es Menschen gibt, die Kalorien über ihren Bedarf essen können, ohne zuzunehmen, während andere nur bei dem Gedanken an eine Torte Gewicht zulegen?

Der Mensch hat im Laufe seiner Evolution Großartiges vollbracht. Wir haben es geschafft, uns so anzupassen, dass wir in der Lage sind, in fast jedem Winkel dieser Erde zu überleben. Wir finden Menschen in der Nähe der Erdpole, in den Regenwäldern, in der Savanne Afrikas und natürlich in Mitteleuropa. Und dass der Ernährungsbedarf eines Menschen im nördlichen Polargebiet anders ist als in der afrikanischen Steppe, ist wohl jedem klar.

Vielleicht ist aber auch mein Ernährungsbedarf anders als der der älteren Dame im Nachbarhaus – und damit meine ich nicht nur den Kalorienbedarf, sondern auch die Mikrozusammensetzung der Nahrung und ihre Wirkungen und Nebenwirkungen.

Gesund oder krank mit Milch

Betrachten wir mal ein Lebensmittel, das in den vergangenen Jahren vielfältig und teilweise sehr emotional diskutiert wurde: die Kuhmilch. Hierbei handelt es sich nicht um einen abstrakten Mikronährstoff wie zum Beispiel eine Omega-3-Fettsäure, sondern um ein Lebensmittel, dessen Entstehungsprozess wir live und in Farbe betrachten können. Im Vergleich zu einem Mikronährstoff erzählt uns die Milch in unserem Kühlschrank eine Geschichte. Es ist eine Geschichte von glücklichen Kühen auf grünen und saftigen Weiden, die uns vielleicht sogar an unsere Kindheit erinnert. Vielleicht an eine bessere Welt in einer besseren Zeit, in der die Natur noch nicht so verseucht war wie heute und in der unsere Lebensmittel noch nicht durch die kapitalistischen Gedanken einer übermächtigen Lebensmittelindustrie beeinflusst wurden. Viele von uns haben diese Geschichte im Hinterkopf, wenn sie die Packung Milch aus dem Kühlschrank nehmen, um sich zum Beispiel einen Cappuccino zuzubereiten. Aber im Kopf befindet sich auch eine andere Geschichte, nämlich genau die der übermächtigen Lebensmittelindustrie, die Kühe nicht auf Feldern und Wiesen hält, sondern dicht zusammengedrängt in Ställen der Massentierzucht. Von Kühen, die niemals in ihrem Leben die Sonne sehen, geschweige denn natürliches Gras oder Klee zum Fressen bekommen. Milch weckt in ihrem Kontext Emotionen, viel mehr, als es eine ungesättigte Omega-3-Fettsäure jemals könnte. Kein Wunder also, dass unsere Meinung über Milch gespalten ist. Ist Milch nun gesund für uns Menschen? Ist sie für unser Wachstum und unsere Knochen wichtig? Enthält sie wirklich alle Nährstoffe, die wir brauchen, und ist die Zusammensetzung ihrer Proteine für uns wertvoll? Oder ruft Milch Entzündungsreaktionen in unserem Körper hervor, die letztendlich sogar zu Krebs führen können? Sollten wir Menschen vielleicht völlig auf Kuhmilchprodukte verzichten, weil die Natur Milch für uns gar nicht vorgesehen hat, sondern nur für die Kälber in der Wachstumsphase?

Erst vor ungefähr 7500 Jahren gewöhnten sich die ersten Europäer an den Milchzucker in der Milch, die Laktose. Eigentlich ist es äußerst exotisch, dass Menschen die Milch anderer Lebewesen vertragen. Nur Babys besaßen das Enzym Laktase, was für die Spaltung des Milchzuckers verantwortlich ist und dem Baby ermöglicht, Muttermilch zu verstoffwechseln. Ungefähr ab dem fünften Lebensjahr produziert der Dünndarm des Kindes das Enzym nicht mehr. Der aufgenommene Milchzucker bleibt dann im Dickdarm und wird von Darmbakterien zu anderen Stoffen verarbeitet. Hierbei sind vor allem Milchsäure und Kohlendioxid zu nennen, die zu Blähungen und Bauchschmerzen führen. Im schlimmsten Fall löst die Unverträglichkeit von Laktose auch Durchfall und Darmkoliken aus.

Wir Europäer haben uns allerdings die Fähigkeit bewahrt, das Enzym Laktase zu bilden, und sind deshalb in der Lage, lebenslang Milch zu verstoffwechseln. Diese evolutionäre Entwicklung war sinnvoll, damit wir die langen Winter, die von Nahrungsmangel bestimmt waren, überstehen. Menschen in der Jungsteinzeit hatten einen entscheidenden Vorteil davon, Milch zu verdauen. Denn gerade zu Beginn der Landwirtschaft waren Ernteausfälle die Regel, da sich die damaligen Menschen mit dem Anbau von Nutzpflanzen wenig auskannten. Kuhmilch stellte da eine energie- und eiweißreiche Alternative dar. Außerdem war die Kuhmilch weniger mit Keimen belastet als die Trinkwasservorräte unserer Vorfahren. Eine Milchverträglichkeit wurde also zu einem entscheidenden Überlebensvorteil und die genetische Variante der Möglichkeit der Laktasebildung über die Kindheit hinaus setzte sich schnell durch.

Dennoch haben einige Menschen auch hier in Europa Schwierigkeiten mit der Verdauung von Milchzucker. Die sogenannte Laktoseintoleranz, die bei uns nicht angeboren ist, sondern im Laufe des Lebens erworben wird, kann auch erst im späteren Lebensalter auftreten. Milch und Milchprodukte werden dann nicht mehr gut vertragen und führen zu vielfältigen Beschwerden, beispielsweise Blähungen oder Durchfälle.

Andere Menschen hingegen vertragen ein Leben lang Milchzucker und leiden nicht an einer Laktoseintoleranz. Es wäre falsch zu behaupten, dass Milchzucker für jeden

Menschen ungesund ist, eine Milchzuckerunverträglichkeit ist nämlich eine individuelle Störung. Natürlich kann man nun trefflich diskutieren, dass vielleicht die Milchzuckerunverträglichkeit und nicht die -verträglichkeit die Normalität ist, vor allem wenn wir die gesamte Weltbevölkerung betrachten, in der immerhin 75 % der erwachsenen Menschen eine Laktoseintoleranz aufweisen. Das bedeutet aber nicht, dass Menschen außerhalb der Norm (also zum Beispiel wir europäischen Milchzuckervertrager) krank sind. **Wir sind einfach eine individuelle Gruppe – keine Wertung, keine Emotionen, kein Gut oder Böse.**

Ganz ähnlich verhält es sich wahrscheinlich bei der Betrachtung, ob Milch Krebs auslösen kann. Einige Studien haben nämlich gezeigt, dass zum Beispiel das Risiko von Prostatakrebs durch Milchkonsum ansteigen kann. Allerdings wurde der Zusammenhang nur bei Männern beobachtet, die sehr viele Milchprodukte verzehrten, nämlich mehr als 1,2 Liter Milch oder 140 Gramm Hartkäse pro Tag. Hierfür könnten sogenannte Bovine Meat and Milk Factors (BMMF) mitverantwortlich sein.

Als BMMF werden DNA-Bestandteile bezeichnet, die Forscher in Rindfleisch und Kuhmilch gefunden haben. Diese könnten beim Menschen für die Entstehung von verschiedenen Krebsarten, zum Beispiel Darm-, Brust- oder Prostatakrebs, mitverantwortlich sein.

BMMF können chronische Entzündungen verursachen, die das Krebsrisiko erhöhen. Schaut man sich die weltweite Verteilung von Darm- und Brustkrebsraten an, findet man einen Zusammenhang zwischen dem Auftreten dieser Krebserkrankungen und dem Konsum von Milch- und Fleischprodukten von europäischen Rindern. In Indien, wo Kühe häufig als heilig gelten und aus diesem Grund kaum gegessen werden, tritt weniger häufig Dickdarmkrebs auf als zum Beispiel in Nordamerika, Argentinien, Europa oder Australien, wo vergleichsweise viel Rindfleisch auf den Tisch kommt.

Das Problem der BMMF ist, dass wir bereits mit einer einzigen Dosis Milch oder Rindfleisch diese Faktoren aufnehmen können. Die meisten von uns hatten daher wahrscheinlich schon in ihrer Kindheit Kontakt mit ihnen. Das Deutsche Krebsforschungszentrum (DKFZ) rät deshalb, dass Säuglinge keinesfalls mit Kuhmilchprodukten gefüttert werden sollen. Die Babys sollten hingegen möglichst lange gestillt werden, da Muttermilch einen natürlichen Schutz vor der Wirkung der BMMF bieten könnte. Vielleicht erklärt der natürliche Schutz der Muttermilch sogar die Beobachtung, dass stillende Mütter weniger häufig Brustkrebs bekommen als Frauen, die niemals gestillt haben. Es könnte nämlich sein, dass ein bestimmter Zucker in der Muttermilch einen Schutz vor den BMMF-Partikeln bildet und dieser Zucker die Brust der stillenden Frau vor Krebs schützt, weil die Zuckerverbindungen direkt im Kontakt mit dem Brustgewebe stehen.

Wir Erwachsenen allerdings, die wir wahrscheinlich schon in der Kindheit Kontakt mit den BMMF hatten, können nun nur noch darauf hoffen, dass unser Immunsystem mit diesen Partikeln umgehen kann und uns vor der krebserregenden Wirkung schützt. Einigen von uns wird das gelingen, anderen leider nicht.

Kann Milch also Krebs auslösen? Wahrscheinlich ja. Aber wahrscheinlich ist es auch bedeutsam, wann wir das erste Mal Milch getrunken haben, wie häufig wir in unserem Erwachsenenleben zu Milch oder Milchprodukten greifen und wie unser Immunsystem damit umgeht.

Sollten wir deshalb auf Milch verzichten? Wahrscheinlich

nicht, denn Milch hat durchaus positive Wirkungen auf uns. Zum Beispiel gibt es Hinweise darauf, dass durch Milchprodukte, allen voran Joghurt, einer Zuckerkrankheit vorgebeugt werden kann. Außerdem scheint der Konsum von Milchprodukten mit einem insgesamt verminderten Risiko für Herz-Kreislauf-Erkrankungen einherzugehen. Milchprodukte könnten sogar vor Magenkrebs, Blasenkrebs und Schlaganfall schützen. Nach aktueller Studienlage kann deshalb eine generelle Empfehlung, Milchprodukte zu vermeiden, nicht gegeben werden – zumindest nicht für Menschen, die Milchprodukte vertragen und keine Laktoseintoleranz oder eine Milcheiweißallergie haben.

Wahrscheinlich sollten wir uns aber vom Bild der Milch als allgemeinem Gesundmacher verabschieden, sondern sie einfach als Bestandteil einer ausgewogenen Ernährung betrachten. Als einen Baustein, der für viele Menschen sinnvoll und verträglich ist, für andere hingegen nicht. Milch ist aber kein Allheilmittel und auch nicht lebensnotwendig für Knochen oder Muskeln und macht vor allem nicht aus einem ungesunden Lebensmittel ein gesundes, wie uns die »Extraportion Milch« der Kinderschokolade viele Jahre glauben machen wollte.

Wie man selbst Ursachen einkreist

Wenn wir Menschen in unserem Stoffwechsel so individuell sind, dass sich kaum allgemeingültige Aussagen über unsere Ernährung treffen lassen, wie sollen wir in unserem täglichen Leben eigentlich mit unseren ernährungsbezogenen Beschwerden umgehen?

Ein großes Problem ist, dass Beschwerden, die mit der Nahrung zusammenhängen, nicht unbedingt in einem sehr engen zeitlichen Kontext mit der Nahrungsaufnahme stehen müssen. Es kann durchaus sein, dass einige Stunden oder gar Tage vergehen, bis unser Körper auf ein Lebensmittel reagiert.

Zum anderen sind die Beschwerden, die durch Nahrungsmittel ausgelöst werden können, häufig unspezifisch. Das bedeutet, dass auch andere Ursachen für die Beschwerden infrage kommen.

Nehmen wir zum Beispiel eine unklare Müdigkeitssymptomatik. Möglich ist, dass wir aufgrund der Lebensmittel, die wir gegessen haben, müde werden. Aber lag es wirklich an der Mahlzeit beim Italiener um die Ecke, dass man am nächsten Tag auf der Arbeit unkonzentriert war? Kann sein, muss aber nicht!

Es könnte sein, dass es nicht am Gluten in den Nudeln lag, sondern dass man aus anderen Gründen schlecht geschlafen hat oder sich nicht konzentrieren konnte. Da wir Menschen aber aufgrund unserer Evolution darauf gepolt sind, schnell Muster zu erkennen, sind wir leider auch für Zuordnungsfehler anfällig.

Für unsere Vorfahren war es wichtig zu lernen, dass es sich um einen Tiger handeln könnte, wenn es im Busch raschelt. Der Vorfahre, der diese Zuordnung nicht verinnerlicht hatte, ist wahrscheinlich nicht unser Vorfahre, da er sich nicht fortpflanzen konnte, weil er bereits in jungen Jahren vom Tiger gefressen wurde. Eine Mustererkennung und die daraus folgende Zuordnung sind aus diesem Grund in unserem Erbgut festgeschrieben. Wir sehen Schatten, wo keine sind, und erkennen Feinde, die nicht existieren.

Bei der Bewertung von Beschwerden, die durch Nahrungsmittel ausgelöst werden, sollte man deshalb systematisch vorgehen. Und man braucht dafür gar nicht mal viel, zunächst reicht ein einfaches Notizbuch. Der erste Schritt, den ich meinen Patienten empfehle, ist nämlich das Führen eines Ernährungstagebuchs.

In einer Spalte des Tagebuchs schreiben Sie über mehrere Tage alles auf, was Sie essen. Erfassen Sie wirklich jedes einzelne Lebensmittel, jedes Glas Wasser, jeden Apfel, jeden Kaugummi – egal, wie unwichtig Ihnen das Lebensmittel vorkommt.

In der zweiten Spalte tragen Sie den Zeitpunkt des Verzehrs ein und in der dritten Spalte notieren Sie, wie es Ihnen geht und ob Sie Beschwerden haben. Am einfachsten ist hierfür eine Einteilung mit Smileys: ein lachendes Gesicht für Beschwerdefreiheit mit guter Stimmung, ein neutrales Gesicht für wenig oder keine Beschwerden und ein trauriges Gesicht für Beschwerden.

Bei der Bewertung der Unverträglichkeiten müssen Sie häufig in die Vergangenheit schauen, da die Beschwerden zeitversetzt auftreten können. Sollten Sie also ein trauriges Gesicht eingezeichnet haben, schauen Sie sich ruhig die Lebensmittel der vergangenen Tage an. Versuchen Sie nach einiger Zeit, in Ihrem Ernährungstagebuch Muster zu erkennen: Welche Lebensmittel führen regelmäßig dazu, dass zeitversetzt Beschwerden auftreten?

Versuchen Sie nun, diese Lebensmittel für einige Zeit aus Ihrem Speiseplan zu verbannen. Achten Sie darauf, ob die Beschwerden im Laufe der Zeit besser werden.

In der Folgezeit sollten Sie diese Lebensmittel erneut zuführen, um zu testen, ob die Beschwerden wieder auftreten. Wenn beide Tests, also das Weglassen und das erneute Hinzufügen, auf eine Unverträglichkeit hindeuten, haben Sie wahrscheinlich den Übeltäter identifiziert. Mit diesem Ergebnis sollten Sie einen Arzt aufsuchen und mit ihm das Ergebnis Ihres Ernährungsversuchs diskutieren.

Meistens ist es so, dass bei Nahrungsmittelunverträglichkeiten nicht ein einzelnes Lebensmittel zu Beschwerden führt, sondern eine Vielzahl unterschiedlicher. Gerade wenn Makronährstoffe wie bestimmte Eiweiße Beschwerden auslösen, können verschiedene Lebensmittel davon betroffen sein. Deshalb sollten Sie Ihr Ernährungstagebuch über einen längeren Zeitraum führen und durchaus das eine oder andere Lebensmittel systematisch hinzufügen oder weglassen. Diese Arbeit lohnt sich, auch wenn Sie wie ein Detektiv vorgehen müssen.

Die Ernährung und die einzelnen Lebensmittel sind sehr komplex, vielfältig und individuell. Aus diesem Grund muss man sich diese Arbeit leider machen.

Auf Spurensuche bei Mangelversorgung

Ich wünschte, wir Ärzte würden uns häufiger ein Beispiel an der Natur nehmen. Aber in der klassischen Medizin läuft es genau andersherum: Wir versuchen, Krankheiten möglichst mit einem einzigen Wirkstoff zu behandeln. »Polypharmazie« nennt man abschätzig die Situation, wenn viele einzelne Medikamente gegeben werden. Und Polypharmazie ist in der Medizin verpönt. Was in der Chirurgie sinnvoll ist, nämlich mit möglichst wenigen Schnitten den Patienten heilen zu wollen, funktioniert in der Arzneitherapie allerdings nicht immer. Ganz im Gegenteil: Wenn man versucht, eine Störung mit nur einem einzigen Wirkstoff zu behandeln, führt das häufig dazu, dass man diesen besonders hoch dosieren muss. Das bedeutet in gewissen Grenzen zwar eine bessere Wirksamkeit, meistens führt es aber auch zu deutlich stärkeren Nebenwirkungen.

Nehmen wir zum Beispiel die Behandlung des Bluthochdrucks. Es ist selten sinnvoll, von einem Medikament immer mehr und mehr zu nehmen, um einen nicht gut eingestellten Bluthochdruck zu senken. Eine Verdoppelung der Dosis bringt nicht immer eine Verdoppelung der Wirkung. Allerdings nehmen meistens die unerwünschten Wirkungen zu, wenn man die Dosis des Wirkstoffs erhöht. Daher ist es durchaus sinnvoll, bei der Behandlung eines Bluthochdrucks mehrere verschiedene Blutdruckmedikamente zu verordnen. Diese wirken sozusagen auf den Körper wie eine Symphonie und verstärken sich gegenseitig in ihrer Effektivität. Eine Behandlung des Bluthochdrucks mit verschiedenen Hochdruckmedikamenten gleichzeitig ist deshalb heutzutage medizinischer Standard.

Werfen wir einen Blick auf die Naturheilkunde und die Therapie mit pflanzlichen Arzneimitteln. Nehmen wir zum Beispiel den Baldrian, den Sie bestimmt als sanftes Beruhigungsmittel kennen. Baldrian ist kein einzelner Stoff, sondern ein Gemisch aus ätherischen Ölen, Fettsäuren, Flavonoiden und Alkaloiden. Und dieses Gemisch ist von der Natur so genial konzipiert, dass es noch kein Chemiker oder Pharmazeut der Welt geschafft hat, dieses nachzubauen. Aber selbst diese perfekte Komposition aus pflanzlichen Wirkstoffen hat eine begrenzte Wirkstärke, die man allerdings wiederum steigern kann, wenn man zum Beispiel Hopfen und Melisse hinzufügt. Nicht die Menge macht es hier, sondern die ausgeklügelte Zusammensetzung. **Deshalb bin ich der Meinung, dass wir es niemals schaffen werden, mit einzelnen Nahrungsergän-**

zungsmitteln die Vielfalt natürlicher Lebensmittel zu simulieren.

Und nur selten kann man den zeitlichen Verlauf einer Fehlernährung einfach am Körper ablesen. Viel häufiger sind leider unklare Beschwerden, die nicht selten über Jahre hinweg andauern und von uns Ärzten nicht richtig diagnostiziert werden.

Müdigkeit, Schmerzen, Bluthochdruck, Luftnot, Schwindel, Vergesslichkeit, Zittern, Schlafstörungen, Depressionen, Ängste – ich könnte die Liste nahezu endlos fortführen.

Das Problem ist nicht, dass es auch in unserer westlichen Welt durchaus Mangelernährung gibt. Wir könnten sie leicht behandeln, schließlich gibt es bei uns ausreichend Lebensmittel – und gegebenenfalls eben Nahrungsergänzungsmittel. Das Problem ist, dass wir nur selten an eine Mangelernährung als Ursache von Beschwerden denken. Ich kann nur mutmaßen, wie viele Patienten mit chronischen Beschwerden in Deutschland jahrelang durch die Arztpraxen wandern, um letztendlich als psychosomatisch erkrankt diagnostiziert zu werden – ohne dass jemand auch nur ansatzweise an einen Nährstoffmangel als Ursache der Beschwerden gedacht hätte.

In der November-Ausgabe 2018 des renommierten »British Medical Journals« beschrieben Ärzte zum Beispiel den Fall einer 34 Jahre alten Frau, die sich bei verschiedenen Ärzten mit unklaren Hauterscheinungen vorstellte. Letztendlich wurde sie sogar im Krankenhaus behandelt, wo die Ärzte zunächst von einer Infektion ausgingen und sie deshalb mit hoch dosierten Antibiotika behandelten. Eine Infektion war allerdings nicht die Ursache der massiven Hautprobleme, sondern eine Mangelernährung. In dem Irrglauben, ihrem Körper etwas Gutes zu tun, hatte sich die

Patientin eine längere Zeit nahezu vegan ernährt und insgesamt ihre Energiezufuhr deutlich reduziert. Bei der Aufnahme im Krankenhaus wog sie nur noch 51 Kilogramm bei einer Körpergröße von 1,72 Metern. Das entspricht bei einem BMI von knapp über 17 zwar nur einem leichten Untergewicht, allerdings fanden die Ärzte in umfangreichen Laboruntersuchungen einen Mangel an immerhin zwölf lebensnotwendigen Nährstoffen. Vor allem die B-Vitamine waren deutlich vermindert und führten zu dem Hautausschlag, der Ärzten auch als Pellagra bekannt ist.

Auch wenn die Deutsche Gesellschaft für Ernährung (DGE) nicht müde wird, immer wieder zu betonen, dass in Deutschland nur selten eine Mangelernährung herrscht, muss ich das aufgrund meiner ärztlichen Praxiserfahrung leider hinterfragen. Wir sind halt nicht alle ausgewogen ernährte, nicht gestresste, junge und muskulöse Hobbysportler. Nein, die Realität sieht anders aus: Menschen essen Fast Food, haben Ärger im Beruf, rauchen, machen zu viel oder zu wenig Sport, trinken Alkohol und lieben Süßigkeiten und Sonntagsbraten an jedem Tag der Woche. Und selbst wenn man sehr darauf achtet, sich gesund zu ernähren, gibt es nicht selten äußere Umstände, die einen Mangel an Nährstoffen begünstigen: Menschen nehmen Medikamente ein, haben Magenschleimhautentzündungen, ein schlecht sitzendes Gebiss oder nach einer Antibiotikatherapie einfach nur die falschen Bakterien im Darm.

Verlässliche Zahlen über das Vorliegen einer Mangelernährung in Deutschland gibt es kaum. Die DGE geht zum Beispiel davon aus, dass nur rund ein Drittel der Menschen in Pflegeheimen ausreichend mit Nährstoffen versorgt ist. Das muss man sich mal vorstellen! Eigentlich müsste doch genau diese Gruppe perfekt ernährt werden können.

Schließlich besteht in einem Pflegeheim doch eine sehr kontrollierte Situation: Die Bewohner sind medizinisch gut versorgt, die Körperdaten werden regelmäßig kontrolliert und die Verköstigung erfolgt über eine zentrale Stelle mit hochwertigen Lebensmitteln. Keiner geht zu McDonald's oder kommt in die Verlegenheit, selbst kochen zu müssen. Sie lachen? Recht haben Sie! In der Theorie handelt es sich um ein perfektes System, doch der Alltag sieht anders aus. Keiner der Bewohner eines Pflegeheims wird individuell mit Lebensmitteln versorgt. Symptome werden gelindert, Krankheiten meist nur notdürftig versorgt.

Hinzu kommen ein fortschreitender Muskelabbau des älter werdenden Menschen und ein deutlich gesteigerter natürlicher Bedarf an Vitaminen, Mineralstoffen und Eiweißen, der eigentlich durch die Ernährung gedeckt werden müsste. Bestehen daneben noch Schluckstörungen oder kommt es durch eingenommene Medikamente zu Wechselwirkungen, ist die Katastrophe vorprogrammiert. Ich möchte nicht wissen, wie viele ältere Menschen unter depressiven Verstimmungen leiden, obwohl sie letztendlich nur einen Mangel an Nährstoffen aufweisen.

Was uns heutzutage fehlt, ist ein gesunder Umgang mit Nährstoffen und Lebensmitteln. Wenn ich daran denke, wie Ernährungsthemen in den Medien und im Internet besprochen werden, blicke ich voller Sorge auf das, was nach dem Erscheinen dieses Buches passieren wird. In wie vielen Talkshows werde ich angegriffen werden, in wie vielen Internetforen verunglimpft?

Diskussionen über Ernährungsthemen lösen in der heutigen Zeit häufig fanatische und nahezu ersatzreligiöse Diskussionen aus. Jeder hat eine Meinung – und mich wundert es zeitweise, dass beim gemeinsamen Essen Messer und Gabel nicht häufiger zum Kampf gegen das Gegenüber verwendet werden, statt damit friedlich das Steak oder die Mohrrübe zu schneiden.

Aber mir ist es wert, dass diese Diskussion geführt wird, auch wenn ich mir dabei mehr Toleranz und Gelassenheit wünschen würde. Doch unsere Ernährung ist ein wesentlicher Baustein für unser Wohlbefinden und unser Leben, deshalb ist es wichtig, dass wir uns damit täglich auseinandersetzen. Wir müssen klären: Welche Nährstoffe brauchen wir eigentlich? Und wofür benötigen wir sie? Und vor allem: Wo bekommen wir sie her?

Und lassen Sie uns noch einen Schritt weitergehen: Wenn ein Mangel an Nährstoffen unsere Gesundheit beeinflussen kann, könnte es nicht ebenso sein, dass Nährstoffe gesundheitliche Wirkungen haben, auch wenn gar kein Mangel an ihnen besteht? Könnten sie vielleicht wie kleine Medikamente wirken, Krankheiten behandeln und unser Wohlbefinden steigern? Könnten wir vielleicht auf den Markt statt in die Apotheke gehen, um unsere Beschwerden mit Nahrungsmitteln statt Pillen zu behandeln? Ich glaube: Ja!

Die Therapie mit Nährstoffen im Vergleich zu einer mit Medikamenten aus der Apotheke hätte zwei entscheidende Vorteile: Sie wäre wahrscheinlich relativ nebenwirkungsarm und kostengünstig, vor allem wenn sie mit wirklichen Lebens- und nicht mit Nahrungsergänzungsmitteln durchgeführt wird.

Natur versus Pharma

30 Billionen Zellen und ihre Ansprüche

Ungefähr 50 verschiedene Nährstoffe benötigen wir in ausreichender Menge, um langfristig gesund zu bleiben. Hierunter befinden sich die sogenannten Makronährstoffe – also Kohlenhydrate, Eiweiße und Fette –, aber auch die Mikronährstoffe wie Vitamine, Mineralstoffe und Spurenelemente.

Diese Nährstoffe nehmen wir normalerweise über das Essen auf. Wenn Sie eine Zeit lang mal nichts gegessen haben, fühlen Sie sich schwach. Diese Erfahrung hat bestimmt jeder schon mal gemacht, der mit einer Diät begonnen hatte. Ein häufiger Gedanke ist dann: »Mir fehlen Vitamine und Mineralstoffe, deshalb bin ich so müde und schwach.« Meistens ist das aber nicht der Fall, denn was zunächst fehlt, ist einfach nur Energie. Und diese Energie holt sich unser Körper vor allem aus Kohlenhydraten und Fetten.

Die Energie aus den Nahrungsmitteln brauchen wir nicht nur, um uns zu bewegen oder zu atmen. Einen Teil der Energie aus den Lebensmitteln wandelt unser Körper einfach in Wärme um. Auch unsere inneren Organe brauchen jede Menge Energie. Hätten Sie gedacht, dass Leber und Gehirn zu unseren größten Energiefressern gehören? Und ein wenig braucht der Körper sie auch für die Verdauung und das Abstoßen abgestorbener Körperzellen. Zu viel aufgenommene Energie speichern wir einfach. Das kennen wir alle: Wir lagern Fett an, außen sichtbar am Körper, aber auch unsichtbar innerhalb der Organe.

ENERGIEBEDARF DER EINZELNEN ORGANE[1]

Organ	Prozentualer Anteil am Grundumsatz
Muskulatur	24 %
Leber	22 %
Gehirn	19 %
Nieren	10 %
Herz	7 %
Fettgewebe	4 %
Andere	14 %

Wir essen aber nicht nur, um unseren Körper mit Energie zu füttern. Aus den Eiweißen, die wir zu uns nehmen, baut der Körper zum Beispiel Muskeln, Hormone und Immunzellen. Die Nahrung sollte etwa zu 10 bis 20 % aus eiweißhaltigen Nahrungsmitteln bestehen. Hierzu zählen vor allem Käse, Fleisch, Eier, Milchprodukte und Fisch. Es gibt allerdings auch wertvolles pflanzliches Eiweiß. Dieses steckt vor allem in Kartoffeln, Nüssen, Getreide, Hülsenfrüchten und Soja. Fehlt es dem Körper an Eiweiß, kommt es zu Wachstumsproblemen, zu Veränderungen des Blutbildes und zu Muskelschwund. Gerade ältere Menschen haben häufig Probleme, den Eiweißbedarf durch ihre Ernährung zu decken. Darunter leiden dann nicht nur die sich im Alter sowieso zurückbildenden Muskeln, sondern auch das Immunsystem. Häufige Infektionen drohen, die im höheren Lebensalter durchaus lebensgefährlich sein können.

Neben den Makronährstoffen (Kohlenhydrate, Eiweiße

und Fette) gibt es wie erwähnt die Mikronährstoffe. Am bekanntesten sind sicherlich die Vitamine und Spurenelemente. Unter Vitaminen versteht man organische Substanzen, die der Körper zum Überleben braucht, allerdings nicht selbst herstellen kann. Hier reichen nur sehr kleine Mengen aus, da der Körper die Vitamine nicht für den Energiestoffwechsel benötigt und sie auch nicht direkt in die Zellen einbaut. Vitamine regeln Stoffwechselvorgänge, zum Beispiel den Aufbau von Körpergewebe oder die Bildung von Hormonen. Außerdem helfen sie der körpereigenen Immunabwehr auf die Sprünge. Das Problem ist, dass unser Körper Vitamine kaum speichern kann. Aus diesem Grund müssen wir sie lebenslang über die Nahrung aufnehmen.

Von den Vitaminen müssen wir die Mineralstoffe unterscheiden. Auch sie kann der Körper nicht selbst herstellen, weshalb sie über Nahrungsmittel aufgenommen werden müssen. Wie die Vitamine haben Mineralstoffe lebensnotwendige Funktionen. Zum Beispiel regeln sie den Wasserhaushalt, helfen den Muskeln bei ihrer Arbeit und regulieren das Zusammenspiel zwischen Nerven- und Muskelzellen. Einige Mineralstoffe kräftigen unsere Knochen, andere aktivieren Enzyme in unserem Verdauungstrakt.

Einzelwirkstoffe mit zweifelhaftem Nutzen

Vitamine und Mineralstoffe finden wir häufig in Nahrungsergänzungsmitteln – hier wird gern mit der gesundheitlichen Wirkung geworben. In der Tat haben diese Stoffe natürlich auch in Pillen- und Pulverform Wirkungen auf unsere Zellen. Was ihnen allerdings fehlt, sind sogenannte sekundäre Pflanzenstoffe, wie sie in den natürlichen Vitamin- und Mineralstoffbomben der Natur vorkommen. Pflanzen, also Obst und Gemüse, bestehen nämlich nicht nur aus Zucker, Wasser, Fett, Vitaminen und Spurenelementen. In ihnen finden sich zudem die sogenannten sekundären Pflanzenstoffe, die sie selbst zur Abwehr von Schädlingen und als Duft- oder Farbstoffe verwenden. Die meisten der sekundären Pflanzenstoffe sind heutzutage noch nicht ausreichend wissenschaftlich erforscht, viele von ihnen haben aber bei Menschen heilende Wirkungen. So gehen wir inzwischen davon aus, dass einige von ihnen in der Lage sind, Cholesterinwerte zu senken, Herz-Kreislauf-Erkrankungen vorzubeugen und möglicherweise sogar vor Krebs zu schützen. Eine Vitamintablette kann also niemals Nahrungsmittel aus der Natur ersetzen. Und keine Pille ist so gut wie die Natur.

Ein Beispiel eines wichtigen sekundären Pflanzenstoffes ist das Betacarotin. Hierbei handelt es sich um eine Vorstufe von Vitamin A. Carotinoide finden wir vor allem in Karotten, Tomaten, Brokkoli, Grünkohl und roter Paprika. Insgesamt sind circa 500 verschiedene Carotinoide bekannt – und der berühmteste Vertreter ist sicherlich das Betacarotin.

Studien haben gezeigt, dass eine vermehrte Aufnahme von Carotinoiden das Risiko für verschiedene Tumorerkrankungen – vor allem Lungen-, Magen- und Prostatakrebs –, aber auch für Herz-Kreislauf-Erkrankungen, grauen Star und die altersbedingte Makuladegeneration reduzieren kann.

Zudem schützen Carotinoide die Haut, was sich wahrscheinlich auf ihre antioxidativen Eigenschaften zurückführen lässt. Sie lassen sich deshalb sogar als Sonnenschutzmittel einsetzen.

Am Beispiel der Carotinoide lässt sich gut darstellen, dass die Natur über Pillen nur schlecht abgebildet werden kann. Diese sekundären Pflanzenstoffe, die wir über Gemüse zu uns nehmen und die uns in dieser Form gegen Krebs schützen können, führen nämlich erstaunlicherweise zu einem erhöhten (!) Krebsrisiko, wenn man sie in Pillenform zu sich nimmt. Untersuchungen haben gezeigt, dass vor allem bei Rauchern das Lungenkrebsrisiko durch die Einnahme von Betacarotin in Nahrungsergänzungsmitteln steigt.

Es ist also wenig sinnvoll, die Natur in ihrer Komplexität simulieren zu wollen, indem wir Teile von ihr in Kapseln verpacken und künstlich zuführen – vor allem, wenn sie uns in Form von unveränderten Lebensmitteln als Alternative zur Verfügung steht. Natürlich kann es nützlich sein, bei bestimmten Erkrankungen einzelne Nährstoffe hoch dosiert in Form von Nahrungsergänzungsmitteln zuzuführen. Das sollte aber immer in Absprache mit dem Arzt erfolgen, um Wechsel- und Nebenwirkungen auszuschließen.

Verblüffende Erkenntnislage

Und plötzlich ist Grillen gesund?

Wenn Sie eine Frage über Ernährung haben, wen würden Sie konsultieren? Ihren Hausarzt? Einen Diätberater? Den Apotheker? Einen Koch?

Die Antwort ist sicherlich nicht so einfach. Und der Grund dafür liegt vielleicht darin, dass vieles, was wir über Ernährung wissen, letztlich nicht durch verlässliche Studien abgesichert ist. Schlimmer noch: Was heute als absolute Wahrheit über Ernährung gilt, kann in kürzester Zeit bereits als Mythos entlarvt werden.

Nehmen wir zum Beispiel das Grillen. Seit Jahrzehnten kennen wir eine Wahrheit, die uns schon unsere Großeltern übermittelt haben: »Iss kein verbranntes Fleisch, denn das macht Krebs!«

Benzpyren, Acrylamid, heterozyklische aromatische Amine – das alles sind Stoffe, die beim Grillen entstehen und als potenzielle Krebsauslöser gelten. Sogar das Deutsche Krebsforschungszentrum rät zum Schmoren oder zu anderen Zubereitungsarten, die mit weniger Hitze auskommen als das Grillen.

Kanadische Wissenschaftler der Food Research Division fanden allerdings heraus, dass verkohltes Grillfleisch das Krebsrisiko sogar verringern konnte. Denn genau diese verkohlten Stellen wirken wie Aktivkohle: Sie können krebserregende Stoffe an sich binden, sodass diese unschädlich gemacht werden. Ohne vom Körper aufgenommen zu werden, werden sie schließlich beim Toilettengang ausgeschieden, ohne bis dahin einen großen Schaden im Körper angerichtet zu haben. Ganz unumstritten ist diese These jedoch nicht.

Die Wissenschaftler entdeckten außerdem, dass Marinaden beim Grillen das Krebsrisiko vermindern und leicht verbranntes Grillfleisch schmackhaft machen. Als besonders wirkungsvoll erwies sich laut den Wissenschaftlern eine Rosmarin-Thymian-Marinade. Diese konnte krebserregende Stoffe um fast 90 % vermindern. Auch ein Mix aus Oregano, Knoblauch und Thymian sowie Senf, Salbei und Basilikum können krebserregende Oxidation reduzieren und dadurch gesundheitlich förderlich wirken.

Wer jetzt allerdings glaubt, alles, was man erhitzt, anbrennt und räuchert, sei gesund, der irrt! Kassler, Leberkäsespeck und Bockwürste haben keinen gesundheitlichen Nutzen, sondern mehr Risiken, wenn man dem aktuellen Stand der Wissenschaft glaubt. Diese gepökelten Lebensmittel werden in der Regel mit Nitritsalzen haltbar gemacht, die sich über glühender Kohle wieder zu krebserregenden Stoffen umwandeln.

Sie sehen also: **Geht es um Studien über die Ernährung, gibt es keine einfachen Wahrheiten.** Selbst Erkenntnisse, die über Jahrhunderte gewachsen sind, behalten nicht immer ihre Gültigkeit.

Und wir müssen nicht mal so weit gehen, über gesundheitsschädliche Wirkungen wie die Bildung von Tumoren nachzudenken. Auch ganz einfache Gegebenheiten wie eine (Un-)Verträglichkeit des gerade Gegessenen lassen sich nicht immer leicht begründen.

In meine Sprechstunde kommen in den vergangenen Jahren immer mehr Patienten, die befürchten, an einer Nahrungsmittelunverträglichkeit zu leiden. Die häufigsten bekannten Unverträglichkeiten sind sicherlich die Laktoseintoleranz, die Fruktoseintoleranz und die Glutenunverträglichkeit.

Diese sind weiter verbreitet, als man denkt. Wenn Sie nach dem Essen häufig an Durchfall, Bauchkrämpfen oder Übelkeit leiden, sollten Sie das abklären lassen. Die folgenden Unverträglichkeiten sind häufig:

LAKTOSE

Hier wird der in **Milchprodukten** enthaltene **Milchzucker nicht vertragen.** Normalerweise können gesunde Menschen die Laktose durch das körpereigene Enzym Laktase aufspalten und verdauen. Bei einer Laktoseintoleranz bildet der Körper Laktase nicht mehr in ausreichenden Mengen. Das führt dazu, dass der Milchzucker ungespalten in den Dickdarm gelangt, dort von Bakterien vergoren wird, was zu Durchfall, Blähungen und Krämpfen führt. Die Laktoseintoleranz kann mit einem H_2-Atemtest beim Hausarzt diagnostiziert werden. Doch selbst bei einer diagnostizierten Unverträglichkeit müssen nicht alle Milchprodukte tabu sein. Oft verträgt der Patient noch geringe Mengen, die Toleranzschwelle ist individuell unterschiedlich. Zudem enthalten einige Milchprodukte aufgrund ihrer Verarbeitung nur wenig Milchzucker. Dazu zählen beispielsweise Emmentaler, Parmesan und Butter. Und schließlich kann man seine Toleranzschwelle erhöhen, indem man vor dem Essen Laktasepräparate einnimmt. Diese gibt es frei verkäuflich in der Apotheke.

FRUKTOSE

Hier sorgen vor allem **Obst** und **Säfte** für Unruhe im Darm. Sie enthalten **Fruchtzucker, also Fruktose,** der im

Darm nicht vollständig aufgenommen werden kann. Etwa eine halbe Stunde nach dem Essen drohen dann Übelkeit, Durchfall und Bauchschmerzen. Das Gemeine: Fruchtzucker versteckt sich in vielen Lebensmitteln, in denen man ihn auf den ersten Blick gar nicht vermutet: Grillsaucen, Softdrinks, aromatisierter Tee oder Gummibärchen beispielsweise. Auch der Fruchtzuckergehalt der einzelnen Obstsorten ist unterschiedlich. Das führt dazu, dass Bananen und Aprikosen gut vertragen werden, da sie einen geringen Fruktosegehalt haben. Zu viele Weintrauben, Pflaumen oder Datteln dagegen werden nicht vertragen, denn die haben einen hohen Fruktosegehalt. Ob tatsächlich eine Unverträglichkeit – der Mediziner sagt Fruktosemalabsorption – vorliegt, kann mit einem H_2-Atemtest nachgewiesen werden. Dafür muss man auf nüchternen Magen eine Fruktoselösung trinken. Anschließend wird in bestimmten Zeitabständen der Wasserstoffgehalt in der Atemluft gemessen. Übersteigt der einen bestimmten Wert und hat der Patient anschließend die bekannten Beschwerden, spricht das für die Unverträglichkeit. Die Schwelle ist aber bei jedem unterschiedlich hoch. Wie viel man verträgt, muss jeder selbst herausfinden. Bei Fruchtsäften reicht es manchmal schon, auf sanfte Sorten umzusteigen.

HISTAMIN

Ein Glas **Rotwein,** ein guter **Käse,** ein schönes Stück **Salami:** Die wenigsten würden das mit Übelkeit, Bauchkrämpfen, Juckreiz und plötzlichen Hautrötungen in Verbindung bringen. Wer Histamin nicht verträgt, der schon. Der beste Weg herauszufinden, ob man betroffen ist, ist, ein Ernährungs- und Symptomtagebuch zu führen.

Verzichten Sie eine Weile ganz auf die möglichen Auslöser und essen nur histaminarme Lebensmittel. Nach und nach nehmen Sie verdächtige Lebensmittel wieder in Ihren Speiseplan auf. So sieht man am besten, ob diese Beschwerden hervorrufen. Beim Arzt selbst ist eine Histaminunverträglichkeit nicht mit einem Laborwert oder Ähnlichem nachzuweisen. Er würde eine sogenannte Differenzialdiagnose machen, also andere mögliche Erkrankungen ausschließen. Die gute Nachricht ist aber: Rotwein, Käse und geräucherte Wurstwaren müssen nicht ein Leben lang tabu sein. Oft ist die Unverträglichkeit nur vorübergehend und kann nach einiger Zeit wieder verschwinden.
In unserer Praxis führen wir bei einem Verdacht auf eine Lebensmittelunverträglichkeit übrigens häufig sogenannte Expositionstests durch. Hierbei essen oder trinken die Patienten in der Praxis das verdächtige Lebensmittel und wir beobachten im Folgenden die Beschwerden. Das hilft uns, die Störung besser einschätzen und gegebenenfalls sofort behandeln zu können.

GLUTEN

Gluten kommt in verschiedenen **Getreidearten** vor, beispielsweise in **Weizen, Roggen, Dinkel** und **Gerste.** Das **Klebereiweiß** sorgt dafür, dass Getreidemehl nach der Zugabe von Wasser einen elastischen Teig bilden kann. Alle Lebensmittel, die aus den Getreidesorten hergestellt werden, wie Brot, Grieß, Couscous, Graupen, Pizza oder Gebäck, können den Betroffenen Probleme machen. Die Unverträglichkeit macht eher unspezifische Symptome wie Durchfall, Müdigkeit oder Schlaflosigkeit. Allerdings handelt es sich hier weder um eine Weizenallergie noch um die Autoimmunerkrankung Zöliakie, auch wenn die Symptome ähnlich sind. In der Medizin verwendet man für diese Unverträglichkeit deswegen den etwas sperrigen Begriff »Nichtzöliakie-Nichtweizenallergie-Weizensensitivität« (Non-celiac gluten sensitivity, NCGS). Die Existenz und die Mechanismen dieser Unverträglichkeit sind in der Wissenschaft durchaus umstritten. Fakt ist aber, dass es den Betroffenen besser geht, wenn sie sich glutenfrei ernähren – glücklicherweise ist es heutzutage deutlich einfacher, sich glutenfrei zu ernähren, als es noch vor einigen Jahren war.

In keinster Weise bezweifle ich, dass unterschiedliche Menschen unterschiedliche Nahrungsmittel unterschiedlich gut vertragen. Ich bin sowieso ein Verfechter der individuellen Medizin und habe schon lange den Glauben daran verloren, dass wir alle Menschen gleich therapieren können. Genauso wie jeder Mensch seine Eigenheiten hat, haben auch Krankheiten und Störungen sehr verschiedene Ausprägungen. Auch wenn uns große randomisierte, doppelblind kontrollierte Studien ganz hervorragende Ergebnisse und Leitlinien liefern, bleibt es die kunstvolle Aufgabe des Arztes, diese statistischen Ergebnisse auf den einzelnen Patienten herunterzubrechen und eine individualisierte Medizin anzubieten.

In kaum einem Feld zeigt sich das mir so wie bei der Ernährung. Es gibt halt Menschen, die keine Tomaten vertragen. Manche bekommen nach dem Verzehr von Nudeln Blähungen, andere nach dem Genuss von Schokolade Kopfschmerzen. Ich gebe zu, diese Störungen sind selten und würden daher in großen statistischen Erhebungen nicht erfasst werden können. Trotzdem sollten wir nicht so arrogant sein zu behaupten, dass es Kopfschmerzen durch Schokolade nicht geben würde.

Zurück zu den Unverträglichkeiten einzelner Nährstoffe. Wie kann man nun herausfinden, dass man zum Beispiel an einer Glutenunverträglichkeit leidet? Und ich meine hier nicht die klinisch bewiesene Zöliakie, die eine eigenständige Erkrankung ist.

Diese Frage bekomme ich häufig von meinen Patienten in der Sprechstunde gestellt.

ZÖLIAKIE: ERKRANKUNG MIT VIELEN GESICHTERN

Zöliakie (auch Sprue genannt) gehört zu den Autoimmunerkrankungen. Bereits kleinste Mengen **Gluten** in Lebensmitteln führen dazu, dass der Körper Antikörper bildet, die unter anderem die Darmschleimhaut angreifen und zu einer chronischen Entzündung im Darm führen. Infolgedessen bilden sich die Darmzotten zurück und der Körper kann nicht mehr genügend Nährstoffe aufnehmen, weshalb Betroffene beispielsweise häufig einen Eisenmangel haben. Zöliakie ist deswegen auch eine Erkrankung mit vielen Gesichtern, denn nicht immer verursacht sie typische Symptome wie Durchfälle oder Gewichtsverlust. Bei manchen Patienten treten nur unspezifische Symptome wie Gelenkschmerzen, Müdigkeit oder Blutarmut auf.

Laut der Deutschen Zöliakie-Gesellschaft leidet in Deutschland etwa eine von 100 Personen an Zöliakie. Die Erkrankung tritt in zwei Lebensspannen häufiger erstmals auf: zwischen dem 1. und 8. Lebensjahr und dem 20. und 50. Lebensjahr. Bei Verdacht auf die Erkrankung sollten vor einer Ernährungsumstellung zunächst Antikörper aus dem Blut bestimmt werden. Die endgültige Absicherung der Diagnose erfolgt durch eine Dünndarmbiopsie. Auch diese muss vor Beginn einer glutenfreien Ernährung vorgenommen werden, um sichere Befunde zu erhalten. Zöliakie-Betroffene müssen sich ihr Leben lang streng glutenfrei ernähren. Es gibt aber eine Reihe von Lebensmitteln, die von Natur aus kein Gluten enthalten. Neben Reis, Hülsenfrüchten und allen Gemüsesorten sind das auch Getreidearten wie Amaranth und Hirse sowie Hafer, sofern er bei der Herstellung nicht mit anderen Getreidesorten kontaminiert wurde. Das wachsende Angebot an glutenfreien Backwaren im Supermarkt macht es für die Betroffenen heute einfacher als noch vor einigen Jahren.

Es scheint eine leichtere Form der Unverträglichkeit von Gluten zu geben, die sich vor allem in einer allgemeinen Müdigkeit und unklaren Verdauungsbeschwerden wie Blähungen oder Schmerzen äußert. Eine Unverträglichkeit, die die betroffenen Patienten wie eine bleierne Müdigkeit, eine Antriebslosigkeit und ein allgemeines Unwohlsein beschreiben. Aber wie soll man solche unspezifischen Beschwerden nun einem bestimmten Nahrungsmittel zuordnen?

Das Phänomen der zeitlichen Verschiebung

Einfach wäre es, wenn die Beschwerden sofort nach dem Konsum des Nährstoffs auftreten würden. Als Beispiel: Man isst ein Weizenbrötchen und hat kurz danach Bauchbeschwerden und fühlt sich müde. Isst man dieses Brötchen nicht, geht es einem gut.

Aber so einfach sind unser Leben, unser Alltag und die Unverträglichkeit von Nahrungsmitteln leider nicht. Meistens vergeht zwischen der Aufnahme eines Lebensmittels und den auftretenden Wirkungen und Nebenwirkungen eine mehr oder weniger lange Zeit. So kann es sein, dass man zwar morgens das Weizenbrötchen isst, aber erst einen Tag später Beschwerden hat. Warum das so ist, ist bei Weitem noch nicht geklärt. Dieser Umstand erschwert allerdings die Diagnose von Nahrungsmittelunverträglichkeiten. Auch das akribische Führen eines Ernährungstagebuchs gestaltet sich aufgrund dieser zeitlichen Verschiebung schwierig.

Selbst wenn Sie nicht an Unverträglichkeiten leiden, kennen Sie dieses Phänomen der zeitlichen Verschiebung von Ursache und Wirkung. Vor allem, wenn Sie versuchen, mit der Kalorienzufuhr Ihr eigenes Körpergewicht zu beeinflussen. Der Jo-Jo-Effekt jeder Diät lässt sich zum großen Teil mit dieser zeitlichen Latenz erklären.

Beginnt man beispielsweise, den täglichen Kalorienkonsum zu reduzieren, um ein paar Kilo zu verlieren, braucht es ein paar Tage, bis man das Ergebnis seiner Bemühungen auf der Waage ablesen kann. Die erzielte Gewichtsreduktion der ersten Tage ist sicherlich nur auf Verschiebungen im Wasserhaushalt zurückzuführen. Bis es wirklich an das Körperfett geht, vergehen einige Tage. Aber bereits die eingesparten Kalorien des ersten Tages haben eine Wirkung auf die Fettdepots und nicht nur auf den Wasserhaushalt. Die Wirkung ist nur nicht gleich auf der Waage zu sehen, sondern erst einige Zeit später.

Nehmen wir der Einfachheit halber mal an, dass es zwei Wochen dauert, bis sich die veränderte Ernährungsform auf der Hüfte widerspiegelt. Das bedeutet: Das Ergebnis der Ernährungsentscheidungen, die man heute trifft, kann man erst in zwei Wochen beurteilen. Diese Latenz führt häufig dazu, dass man eine Veränderung im Ernährungsverhalten falsch bewertet. Innerhalb der ersten zwei Wochen kann man einfach überhaupt nicht abschätzen, ob das, was an der Nahrung verändert wurde, gut ist oder nicht.

Im Fall unserer Gewichtsreduktionsdiät geht das Gedankenspiel allerdings noch weiter: Aufgrund der umgestellten Ernährung hat man vielleicht einige wenige Kilogramm abgenommen und versucht nun, für sich eine alltagstaugliche Ernährungsform zu entwickeln. Das bedeutet, man steigert langsam die Kalorien von einer reduzierten auf eine für sich zu akzeptierende Menge. Also eine Menge, die einen im Alltag satt und zufrieden macht. Aber welche Menge ist das? Unser Körper besitzt kein Messgerät, das uns mitteilt, wie viele Kalorien am jeweiligen Tag verbraucht wurden. Selbstverständlich könnten Schrittzähler oder Smartwatches hierbei helfen, da es einen direkten Zusammenhang zwischen körperlicher Anstrengung und verbrauchten Kalorien gibt. Aber letztlich geben diese technischen Neuigkeiten nur einen unzuverlässigen Einblick in unseren Stoffwechsel. Was jeder am Tag an Kalorien verbraucht, bleibt ein Buch mit sieben Siegeln. Nur sehr komplizierte medizinische Untersuchungen, die an spezialisierten Zentren durchgeführt werden, könnten verwertbare Aussagen liefern. Diese stehen im Alltag allerdings nicht zur Verfügung. Wir müssen also schätzen.

Auch den Kaloriengehalt einzelner Lebensmittel müssen wir schätzen. Keineswegs nehmen wir nur die Kalorien zu uns, die auf der Packung der Lebensmittel aufgeführt sind. Oder glauben Sie, 100 Kilokalorien Nüsse haben den gleichen Effekt wie 100 Kilokalorien Eiscreme? Absolut nicht! Die Kalorien der Eiscreme gehen fast eins zu eins ungefiltert in unseren Stoffwechsel. Die Kalorien der Nüsse bleiben zum großen Teil als Ballaststoffe in unserem Darm und werden ausgeschieden. Nüsse machen uns nicht so schnell dick, auch wenn sie Kalorien und Fette enthalten.

Bei einer Reduktionsdiät gibt es also verschiedene Effekte, die berücksichtigt werden müssen. Zum einen die Latenz zwischen Aufnahme der Kalorien und biologischer Wirkung. Zum anderen die unsicheren Kenntnisse über aufgenommene und verbrauchte Kalorien. Wenn wir also nach einer Diät versuchen, wieder auf eine gesunde, kalorienangepasste Ernährungsform umzusteigen, kann es sein, dass wir über das Ziel hinausschießen. Und das ist sogar sehr wahrscheinlich. Es wäre ein Leichtes, die Kalorien wieder zu reduzieren, wenn wir feststellen, dass unsere nach der Diät aufgenommene Ernährungsform zu einer Gewichtszunahme führt. Aber aufgrund der Zeitverschiebung werden wir genau das nicht zeitnah feststellen können. Es dauert wieder Tage und Wochen, bis sich unser Gewicht aufgrund der Überfütterung erhöhen wird. Der Jo-Jo-Effekt hat uns voll im Griff, unser Gewicht geht nach oben und die Diät war wirkungslos.

Medizinisch gesehen ist dieses Verhalten unseres Körpers durchaus sinnvoll. Es wäre tragisch, wenn jede Veränderung unserer Kalorienzufuhr sofort zu Gewichtszunahme oder Gewichtsverlust führen würde. Wir könnten nicht überleben, wenn kurze Mangelzustände uns gleich dahinraffen würden. Deshalb ergibt es Sinn, dass biologische Systeme solche zeitlich puffernden Wirkungen haben und Unterschiede in der Nährstoffzufuhr dämpfen.

Was bei einer Kalorienreduktionsdiät zutrifft, gilt natürlich auch für die Aufnahme anderer Nährstoffe. Ein Mangel an verschiedenen Vitaminen zeigt sich keinesfalls innerhalb von Stunden oder Tagen. So speichert der Körper zum

Beispiel in den Sommermonaten Vitamin D, das hauptsächlich mit der Sonne über die Haut aufgenommen wird, für den Winter. Ein Mangel kann deshalb erst viel später entdeckt werden.

Diese Phänomene machen das Erkennen von Fehlernährung oder des Mangels an einzelnen Nährstoffen so schwierig. Ich vergleiche die Ernährungswissenschaft gern mit der Chirurgie des 15. Jahrhunderts: Wir Ärzte probieren eine Menge aus, wissen aber letztlich noch nicht wirklich, was wir da tun.

Versuchen wir also, ein bisschen Klarheit in das zu bringen, was wir zum jetzigen Zeitpunkt über die Ernährung und über Nährstoffe wissen. Und versuchen wir, das ohne Fanatismus zu tun. Denn was für den einen Menschen die perfekte Ernährungsform sein kann, muss für den anderen nicht unbedingt gelten. Ich halte nichts von Grabenkämpfen der Fleischesser gegen die Vegetarier. Oder von der Überheblichkeit der Veganer gegenüber Menschen, die eine Paleo-Kost zu sich nehmen, die sich also von Nahrungsmitteln ernähren, die schon in der Altsteinzeit verfügbar waren. Fangen wir damit an, dass wir uns mit größtmöglicher Gelassenheit und Toleranz einige Erkenntnisse anschauen, die die moderne Ernährungswissenschaft uns bietet. Und werfen wir zunächst einen Blick auf einige Fakten, über die sich zumindest zum Zeitpunkt des Druckes dieses Buches die meisten Wissenschaftler einig sind.

Das Apfel-Dilemma – was Fruchtzucker anrichten kann

Industriell gefertigte Lebensmittel werden häufig durch die Zugabe von Zucker schmackhafter gemacht. Lassen Sie uns jetzt bitte keine Diskussion darüber starten, warum die Industrie solch einen Weg gegangen ist! Und ich möchte zum jetzigen Zeitpunkt gern noch nicht darüber diskutieren, ob dieser Zucker uns süchtig macht und für die Fettsuchtepidemie unserer Zeit hauptverantwortlich ist. Fest steht allerdings, dass der künstlich hinzugefügte Zucker sich hinter vielen verschiedenen Begriffen auf den Packungen versteckt.

Solche Tricks der Lebensmittelindustrie machen es uns Verbrauchern schwer, auf eine ausgewogene Ernährung zu achten.

ZUCKER UND SEINE VIELEN NAMEN

Süße Zutaten können sich auf der Zutatenliste eines Lebensmittels hinter rund 70 verschiedenen Begriffen verbergen. Sehr gemein! Denn so merken wir gar nicht, dass wir den Mammutanteil an Süßem gar nicht in Form von Süßigkeiten zu uns nehmen, sondern in verarbeiteten Lebensmitteln und Getränken.

Zucker wird auf der Zutatenliste häufig unter Saccharose, Glukose, Laktose, Maltose, Süßmolkenpulver oder Gerstenmalz aufgeführt. Oft stehen sogar mehrere Bezeichnungen gleichzeitig in einer Zutatenliste. So wird verschleiert, dass eine der Hauptzutaten eigentlich nur eines ist: nämlich Zucker. Rund 34 Kilogramm davon essen wir

Deutschen durchschnittlich pro Jahr – doppelt so viel, wie die Weltgesundheitsorganisation empfiehlt.

Süße Alternativen wie Honig, Ahornsirup, Agaven- oder Birnendicksaft suggerieren oft, dass ein Lebensmittel gesünder ist. Aber es ist deswegen nicht weniger süß, enthält oft genauso viele Kalorien und hat ähnliche Auswirkungen auf unseren Stoffwechsel wie ein Lebensmittel mit normalem Zucker.

Zuckeraustauschstoffe enthalten etwa halb so viele Kalorien wie normaler Haushaltszucker, süßen aber teilweise nur halb so stark. Chemisch gesehen handelt es sich bei Zuckeraustauschstoffen um Zuckeralkohole, die aus natürlichen Rohstoffen gewonnen werden. Sorbit beispielsweise ist der Alkohol des Traubenzuckers, Xylit stammt aus Holzzucker, zum Beispiel der momentan sehr gehypte Birkenzucker. Zuckeraustauschstoffe können bei übermäßigem Verzehr zu Magen-Darm-Beschwerden führen. Derzeit gibt es acht zugelassene Zuckeraustauschstoffe: Sorbit (E 420), Mannit (E 421), Isomalt (E 953), Polyglycitolsirup (E 964), Maltit (E 965), Lactit (E 966), Xylit (E 967), Erythrit (E 968).

Süßstoffe sind im Gegensatz zum Haushaltszucker praktisch kalorienfrei und haben eine erheblich höhere Süßkraft. Sie werden synthetisch hergestellt. In der EU sind derzeit elf Süßstoffe zugelassen: Acesulfam K (E 950), Advantam (E 969), Aspartam (E 951), Aspartam-Acesulfam-Salz (E 962), Cyclamat (E 952), Neohesperidin DC (E 959), Neotam (E 961), Saccharin (E 954), Sucralose (E 955), Thaumatin (E 957) und Steviolglycoside (E 960).

Es ist allseits bekannt, dass zu viel hinzugefügter Zucker nicht gut für unsere Gesundheit ist. Und eines ist auf jeden Fall ebenfalls klar: Zucker enthält keine Nährstoffe außer Zucker. Man spricht aus diesem Grund von leeren Kalorien. Isst man zum Beispiel einen Apfel, enthält dieser auch Zucker, nämlich in Form von Fruchtzucker. Neben diesem Zucker steckt in dem Apfel allerdings eine Vielzahl weiterer Nährstoffe. Ein Apfel ist deshalb ernährungsmedizinisch höher zu bewerten als zum Beispiel ein Stück Kandiszucker – auch wenn, je nach Menge, beide vielleicht die gleiche Kalorienmenge aufweisen.

Aber was ist eigentlich das Problem von Zucker in unserer Nahrung? Zucker enthält eine Menge an leicht verfügbarer Energie, die für unser Überleben wichtig ist. Süße Früchte schmecken uns einfach gut, da wir mit nur geringem Verdauungsaufwand viel Kraft für unseren Körper erhalten können. Das Problem ist nur, dass wir mit unserem heutigen Lebensstil diese Kraft nicht in Bewegung umsetzen. Und das trifft nicht nur auf den hinzugefügten Zucker zu, sondern in der Tat auch auf den Zucker im Apfel.

Man könnte also die Wahrheit Nummer eins – »Hinzugefügter Zucker ist eine Katastrophe« – erweitern in: »Zucker ist eine Katastrophe, wenn wir ihn ohne Bewegung in zu großer Menge zuführen.«

Diese Aussage scheint in der Tat zuzutreffen. Bleiben wir mal bei dem Apfel-Beispiel. Wir alle wissen, dass Äpfel gesund sind. Sie sind es sogar sprichwörtlich, denn ein Apfel am Tag soll den Arzt von uns fernhalten können. Und kein halbwegs aufgeklärter Mensch wird bestreiten, dass ein Apfel gesünder ist als eine Tüte Gummibärchen.

Aber stimmt das wirklich? Ist ein Apfel wirklich so gesund und für uns unbedenklich? Wenn die Betonung auf »EIN Apfel« liegt, stimmt das gewiss. Wie sieht es aber mit zwei, drei oder gar vier Äpfeln aus? Stimmt das, was Paracelsus sagte: »**Alle Dinge sind Gift, und nichts ist ohne Gift; allein die Dosis macht, dass ein Ding kein Gift ist.**« Sprach Paracelsus vielleicht sogar über Äpfel?

Wissenschaftler gehen heute davon aus, dass bereits 50 Gramm Fruchtzucker pro Tag für den menschlichen Körper gefährlich werden können. Und im Mittelpunkt dieser Gefahr steht unsere Leber. Findet sich nämlich eine vermehrte Fetteinlagerung in den Leberzellen, sprechen wir Ärzte von einer Fettleber.

Experten gehen davon aus, dass ungefähr 20 bis 30 % der Bevölkerung der westlichen Industriestaaten unter einer Fettlebererkrankung leiden, die nicht durch Alkoholkonsum ausgelöst wird. Und eine Fettleber ist kein Kavaliersdelikt! Auch eine nicht alkoholbedingte Leberveränderung kann gefährliche Folgen wie eine Entzündung der Leber bis hin zu Zirrhose oder Leberkrebs haben.

Die häufigsten Ursachen einer Fettleber sind Übergewicht oder Fettleibigkeit sowie die Zuckerkrankheit. Aber auch bei ungefähr 6 % der nach außen normalgewichtigen Erwachsenen kann man eine Leberverfettung finden. Sogar ungefähr jedes zehnte Kind ist davon betroffen. Schuld daran haben oft süße Getränke wie Limonaden oder Softdrinks.

Ein Problem der Leberverfettung sind die Symptome, die diese Störung macht. Nämlich zunächst keine! Die Leberzellen lagern Fett ein, lange Zeit, ohne dass der Betroffene etwas davon bemerkt. Erst wenn die Leber größer und schwerer wird, kann es sein, dass der Patient unter Appetitlosigkeit, allgemeiner Müdigkeit, Blähungen oder Völlegefühl leidet. Teilweise mag er ein Druckgefühl im rechten Oberbauch verspüren. Bei jedem zweiten Betroffenen bleibt allerdings auch dieses Stadium der Fettleber unbemerkt.

Bei der Gesundheitsvorsorge in der Arztpraxis fallen vielleicht leicht erhöhte Leberwerte auf, die aber allzu häufig vom Arzt nicht ernst genommen werden. »Vielleicht trinkt der Patient häufiger mal ein Gläschen zu viel«, denkt sich so mancher Arzt und geht den Leberveränderungen nicht weiter auf den Grund. Im Ultraschall kann man zwar auch die Speicherung von Fett im Lebergewebe erkennen. Aber auch das wird häufig als Begleiterscheinung unseres heutigen westlichen Lebensstils heruntergespielt.

Man darf es allerdings nicht unterschätzen: Eine Leberverfettung ist gefährlich! Bei jedem dritten Patienten mit einer Fettleber kommt es zu einer Entzündung, der sogenannten Fettleber-Hepatitis. Wird diese nicht rechtzeitig erkannt und behandelt, kann die Entzündung in eine Leberzirrhose münden. Zellen sterben, die Leber zersetzt sich und schrumpft. Nach den allgemeinen anfänglichen Beschwerden wie Erschöpfung, Appetitlosigkeit und allgemeines Krankheitsgefühl kann es dann auch zu Gallenstau, Gelbsucht und Wasseransammlungen im Körper bis zum Leberversagen kommen.

Selbst das Risiko für eine bösartige Entartung in der Leber kann durch eine Fettleber oder eine Zirrhose erhöht werden.

Aber nicht nur die Leber leidet unter ihrer eigenen Verfettung, auch andere Organe werden in Mitleidenschaft gezogen. Durch die Veränderung in der Leber steigt das Risiko, eine Zuckerkrankheit zu entwickeln, es kommt häufiger zu Herz-Kreislauf-Krankheiten bis hin zum Herzinfarkt.

Wenn bereits 50 Gramm Fruchtzucker täglich die Gefahr einer Fettleber mit sich bringen: Was bedeutet das für den Apfel?

Lassen Sie uns Folgendes rechnen: Ein Apfel enthält circa 10 Gramm Fruchtzucker. Würden wir also pro Tag fünf Äpfel essen, wären die 50 Gramm Fruchtzucker, die bereits eine Gefahr für die Leber darstellen, locker erreicht.

Jetzt mögen Sie sagen: »Ich esse doch keine fünf Äpfel pro Tag!« Bedenken Sie jedoch, dass Äpfel im Laufe eines Tages nicht die einzige Zuckerquelle sind. Und bedenken Sie auch, dass Sie ungefähr zehn Äpfel benötigen, um einen Liter Apfelsaft zu gewinnen. Das heißt: Bereits ein halber Liter Apfelsaft pro Tag bringt Sie einer Leberverfettung deutlich näher. Obst zu trinken, ist also deutlich gefährlicher, als Obst zu essen. Sie sehen: 50 Gramm Fruchtzucker pro Tag sind gar nicht viel.

Ich weiß nicht, wie es Ihnen mit dieser Erkenntnis, dass Obst unser Leben gefährden kann, geht. In mir als Arzt sträubt sich alles gegen diese Wahrheit, habe ich doch eher mit Krankheiten bei Menschen zu tun, die aufgrund von zu wenig gesunder Ernährung auftreten.

Die größten Risikofaktoren unserer westlichen Ernährung sind nicht durch einen vermehrten Konsum von Obst zu erklären, sondern eher durch ein Zuviel an Fast Food, minderwertigen Fetten und dem beschriebenen zugesetzten Zucker. Aber es bleibt dennoch eine traurige Wahrheit: Zu viel Obst ist nicht gut für uns. Zumindest so lange wir den Zucker nicht zeitnah durch körperliche Aktivität verbrauchen.

Und genau hier liegt der Schlüssel für unsere Gesundheit! Wir müssen uns Kohlenhydrate – und hierzu gehört der Fruchtzucker im Obst – verdienen. Die Banane, die wir auf der Couch sitzend vor dem Fernseher verzehren, kann unsere Gesundheit schädigen. Die Banane, die wir während einer Wanderung zu uns nehmen, liefert uns Energie und wertvolle Nährstoffe.

Die Ernährung muss deshalb immer im Kontext unserer Lebenssituation betrachtet werden. Wenn ich auf den vorherigen Seiten über eine individuelle Annäherung gesprochen habe, die sich von Mensch zu Mensch unterscheiden muss, muss ich bei der gleichen Person auch die Ernährung von Tag zu Tag unterscheiden: An Tagen, an denen sie eher untätig ist, muss die Ernährung an das Aktivitätsniveau angepasst werden. Gleiches gilt für Tage, an denen zum Beispiel große Muskelarbeit geleistet wird.

Diese Anpassungen müssen in der Tat zeitnah erfolgen. Wir können nicht an einem Tag viel Zucker zu uns nehmen, um einige Tage später durch körperliche Höchstleistung diese Energie wieder zu verbrennen. Was bei der Kalorienbilanz noch funktionieren mag – nämlich das langsame Gegensteuern von Angebot und Verbrauch –, trifft bei den zugeführten Kohlenhydraten leider nicht mehr zu. Hier ist die zügige Verstoffwechslung notwendig.

Was passiert bei der Aufnahme von Zucker im Körper? Zunächst einmal wird der Zucker über den Magen-Darm-Trakt und sogar schon in der Mundhöhle im Körper aufgenommen. Der Blutzuckerspiegel steigt. Als Reaktion hierauf produziert unsere Bauchspeicheldrüse das Hormon Insulin, was den Zuckerspiegel im Blut senkt. Insulin wirkt hier wie ein Schlüssel, der sowohl Muskel- als auch Fettzellen für den Zucker öffnet. Dadurch kann der Zucker aus dem Blut in die Zellen aufgenommen werden. Aber Insulin sorgt auch dafür, dass der Körper Vorräte anlegt. Nicht nur der Zucker wird in die Zellen aufgenommen, es werden auch vermehrt Fettreserven angelegt und Kohlenhydrate in Form von Glykogen in Leber und Muskeln gespeichert. Insulin vermindert zudem den Abbau von bereits vorhandenem Fett.

Nimmt man also über die Nahrung Zucker zu sich, kommt es zu einer Erhöhung des Insulinspiegels. Die Aufnahme von Zucker führt demnach nicht nur zur Energiebereitstellung, sondern auch zur Fettspeicherung und zur

Verhinderung eines Fettabbaus. Jede kleine Dosis an aufgenommenem Zucker – und hiermit meine ich auch den Fruchtzucker im Obst – führt zu einer Vielzahl von Stoffwechselfolgen, die über die bloße Wirkung der aufgenommenen Kalorien hinausgehen. Das ist einer der Gründe, warum 100 Kilokalorien Eiscreme anders wirken als 100 Kilokalorien Nüsse.

Aber das Insulin bringt ein weiteres Problem mit sich: Kommt es wiederholt zu einer vermehrten Ausschüttung von Insulin, kann es sein, dass die Körperzellen immer weniger auf das Hormon reagieren. Eine sogenannte Insulinresistenz kann sich ausbilden. Diese erhöht weiterhin das Risiko für Übergewicht und Fettleibigkeit und kann auf Dauer in einer Zuckerkrankheit münden.

Die Stoffwechselreaktion auf die Zufuhr von Zucker tritt sofort auf. Deshalb reicht es nicht aus, zeitversetzt mit körperlicher Aktivität auf die vermehrte Zufuhr zu reagieren. Was man an Zucker isst, muss zeitnah verbraucht werden. Gegen ein Marmeladenbrot oder das Müsli mit Banane am Morgen ist nichts zu sagen, wenn man danach mit dem Fahrrad zur Arbeit fährt. Setzt man sich allerdings sofort an den Schreibtisch, schädigt man seinen Körper eher.

Zucker ist also keine Katastrophe, solange wir vernünftig mit ihm umgehen. Dazu gehört zum einen, dass wir verstehen, welche Lebensmittel Zucker enthalten. Hier sind vor allem versteckte Zucker zu beachten, wie sie unter verschleiernden Namen auf den Packungen aufgeführt werden. Doch es sind auch solche Zucker zu beachten, die sich in natürlichen Lebensmitteln wie Obst befinden. Und wenn wir Zucker essen, sollten wir ihn möglichst schnell aus dem Blutstrom entfernen. Das tun wir am leichtesten, indem wir zeitnah mit einer körperlichen Aktivität die Verbrennung ankurbeln.

Süßstoff – kalorienfrei macht nicht bauchfrei

Führt man sich vor Augen, dass man Zucker zeitnah verbrennen sollte, drängt sich einem sicherlich die Idee auf, eher auf sogenannte Zuckerersatzstoffe zurückzugreifen. Da diese künstlichen Süßstoffe keine oder nur wenige Kalorien haben, könnten sie doch das ideale Lebensmittel für einen süßen Geschmack sein, ohne dass wir sie gleich mit körperlicher Aktivität verbrauchen müssen.

In der Tat findet man künstliche Süßstoffe in vielen industriell hergestellten Lebensmitteln. Nicht nur in den sogenannten Light-Getränken, sondern auch in Fertiggerichten, Nachspeisen und vielen Backwaren sind häufig Zuckerersatzstoffe enthalten. Am häufigsten findet man Aspartam, Saccharin oder Sucralose.

Wenn man meine Frau fragt, was sie von künstlichen Süßstoffen hält, geht ein breites Lächeln über ihr Gesicht. Kein Wunder, denn sie ist Zahnärztin. Und Zucker ist einer der Hauptauslöser für Karies. Deshalb ist meine Frau von Zuckerersatzstoffen begeistert. Aber trifft diese Begeisterung auch auf die gesundheitlichen Wirkungen außerhalb der Zahngesundheit zu? Könnten wir mithilfe von Zuckerersatzstoffen einen wesentlichen Gesundheitsbeitrag zu unserer Ernährung leisten?

Ein wesentlicher Grund, weshalb ich Zucker im vorherigen Kapitel als Katastrophe bezeichnet habe, war die Insulinantwort des Körpers auf dessen Zufuhr: Die Bauchspeicheldrüse reagiert auf den aufgenommenen Zucker, der Insulinspiegel im Blut steigt. Künstliche Zuckerersatzstoffe können diesen Prozess theoretisch nicht in Gang setzen.

Also müsste es so sein, dass wir ohne Reue mit Zuckerersatzstoffen gesüßte Lebensmittel essen können, ohne die negativen Folgen eines gesteigerten Insulinspiegels in Kauf nehmen zu müssen. Wir könnten süße Lebensmittel essen, ohne sie uns – wie im vorherigen Kapitel beschrieben – verdienen zu müssen.

Eigentlich zu schön, um wahr zu sein. Und wie fast immer im Leben ist etwas, was zu schön ist, um wahr zu sein, auch wirklich zu schön, um wahr zu sein – also nicht wahr.

Unser Körper ist komplexer als eine reine Schlüssel-Schloss-Reaktion eines Moleküls mit einem anderen. Selbst wenn künstliche Süßstoffe nicht direkt in der Bauchspeicheldrüsenzelle eine Hormonproduktion auslösen, haben auch diese Ersatzstoffe vielfältige Wirkungen auf unseren Stoffwechsel.

Füttert man zum Beispiel Ratten mit künstlichen Süßstoffen, bekommen sie Heißhunger. Das haben amerikanische Wissenschaftler bereits 2008 herausgefunden. Die Versuchstiere, die künstliche Süßstoffe zugeführt bekamen, haben insgesamt mehr Kalorien zu sich genommen und sind übergewichtig geworden.

Süßstoffe scheinen zudem unser Gehirn zu betrügen. Die süße Nahrung in unserem Mund verspricht dem Gehirn fälschlicherweise, dass gleich energiespendende Kohlenhydrate in den Stoffwechsel gespült werden. Dieses Versprechen wird allerdings nicht eingehalten, da die natürlichen Kohlenhydrate durch die künstlichen Süßstoffe ausgetauscht wurden. Weil unser Gehirn jedoch reinen Zucker als Energiequelle benötigt, nimmt es uns diesen Betrug wahrscheinlich übel und reagiert verwirrt: süße Speisen ohne erhofften Energieschub? Damit kann unser Gehirn nicht umgehen. Letztendlich beginnt es, diese unklare Situation als Hungerkrise zu deuten, und fordert mehr Nahrung ein. Wir bekommen Heißhunger.

Bezüglich eingesparter Kalorien gibt es noch einen zweiten Effekt, der bei der Zufuhr von Zuckerersatzstoffen eintreten kann. Das Gefühl nämlich, Kalorien zu sparen, indem man zu kalorienreduzierten Lebensmitteln greift, kann dazu führen, dass man im Bereich anderer Lebensmittel vermehrt zugreift. Wer kennt das nicht: Wenn man sich für Cola Light statt für eine richtige Cola entscheidet, kann man doch ein wenig mehr von den Pommes essen, oder?

Auf lange Zeit gesehen können künstliche Süßstoffe also zu einer Gewichtszunahme führen und das Risiko einer krankhaften Fettsucht steigern, anstatt es zu mindern. Auch Diabetes, Bluthochdruck und Herzerkrankungen könnten unter der regelmäßigen Zufuhr künstlicher Süßstoffe häufiger auftreten. Zu diesem Ergebnis kamen kanadische Wissenschaftler 2017 in einer Übersichtsarbeit. Sie hatten insgesamt 37 Studien mit mehr als 400 000 Menschen ausgewertet. Bei vielen Probanden nahm während der Beobachtungszeit der BMI als Maß für Übergewicht nicht etwa ab, sondern stieg sogar an. Insgesamt verschlechterte sich aber nicht nur das Körpergewicht, sondern auch der Hüftumfang und die Bauchfettverteilung. Außerdem traten erhöhte Risiken für Zuckerkrankheit, Bluthochdruck, Schlaganfall und Herz-Kreislauf-Erkrankungen auf.

Aber die Verwirrung unseres Gehirns oder unserer Psyche kann diese auch im Tierexperiment inzwischen bestätigten negativen Wirkungen von künstlichen Zuckerersatzstoffen nicht ausreichend erklären. In der Tat wird durch die wiederholte Zufuhr von Zuckerersatzstoffen die sogenannte Glukosetoleranz vermindert.

Das muss man sich mal auf der Zunge zergehen lassen: Die Aufnahme von Zuckerersatzstoffen, die eigentlich den Zuckerstoffwechsel schonen sollte, verändert ihn!

WAS IST GLUKOSETOLERANZ?

Glukosetoleranz bedeutet wörtlich übersetzt **»Verträglichkeit von Traubenzucker«.** Dahinter steckt Folgendes: Nach einer kohlenhydratreichen Mahlzeit steigt der Zuckerspiegel im Blut. Um den Traubenzucker – also die Glukose – in die Zellen zu befördern, schüttet der Körper Insulin aus. Dadurch sinkt der Blutzuckerspiegel wieder. Sinken die Werte nicht schnell genug, kann eine gestörte Glukosetoleranz, eine Vorstufe zum Diabetes, vorliegen. Getestet wird das mit dem sogenannten oralen Glukosetoleranztest. Dazu trinkt der Patient nüchtern 75 Gramm Glukose als Sirup. Liegt der Blutzuckerwert zwei Stunden später zwischen 140 mg/dl und 200 mg/dl, liegt eine gestörte Glukosetoleranz vor. Ab Werten von 200 mg/dl spricht man von Diabetes. Nicht aus jeder gestörten Glukosetoleranz entwickelt sich zwangsläufig ein Diabetes. Die Wahrscheinlichkeit dafür ist aber deutlich erhöht.

Der orale Glukosetoleranztest eignet sich zum Erkennen eines gestörten Zuckerstoffwechsels, bevor mit der normalen Blutuntersuchung ein Diabetes erkannt werden kann. In meiner Praxis nehme ich übrigens bei der Vorsorge auch gern das Blut meiner nicht nüchternen Patienten ab, denn ein gestörter Zuckerstoffwechsel zeigt sich im Anfangsstadium gerade nicht im nüchternen Zustand, sondern erst nach einer Belastung mit Kohlenhydraten. Diabetes kann mit diesem Trick häufig deutlich früher erkannt werden.

Um die Wirkung künstlicher Süßstoffe auf den Stoffwechsel zu untersuchen, haben Forscher das Trinkwasser von Mäusen über einen Zeitraum von fast drei Monaten mit verschiedenen Zuckerersatzstoffen versetzt. Im Anschluss daran wurde ein oraler Glukosebelastungstest durchgeführt. Das erstaunliche Ergebnis: Bei den mit künstlichen Süßstoffen gefütterten Tieren kam es zu einem höheren Anstieg der Blutzuckerwerte als bei den Vergleichstieren, die mit natürlichen Zuckern gefüttert wurden.

Die Wissenschaftler waren zunächst etwas verwundert, da die künstlichen Süßstoffe nicht vom Darm in den Stoffwechsel resorbiert werden. Sie folgerten daraus, dass die Erklärung für die negative Wirkung vielleicht im Inneren des Darms gesucht werden muss. Und was befindet sich im Inneren unseres Darms? Die Darmbakterien!

Könnte es sein, dass die Darmflora auch beim Zuckerstoffwechsel eine Rolle spielt und diese durch die Zufuhr künstlicher Süßstoffe empfindlich gestört wird? Dieser Idee wollten die Wissenschaftler auf den Grund gehen und behandelten die Versuchstiere deswegen mit Antibiotika. Hierdurch konnte die Zusammensetzung der Darmbakterien verändert werden. Verblüffendes Resultat: Die Glukoseintoleranz, also die Vorstufe von Diabetes, die von den Süßstoffen ausgelöst wurde, konnte durch die Antibiotikagabe verhindert werden.

Als weiteren Versuch zur Bestätigung, dass die Darmbakterien für den gestörten Stoffwechsel verantwortlich sein könnten, nahmen die Wissenschaftler den Kot der Mäuse, die zuvor mit den künstlichen Süßstoffen gefüttert wurden, und übertrugen ihn mithilfe einer Stuhltransplantation auf Tiere, die niemals zuvor mit künstlichen Süßstoffen in Kontakt gekommen sind. Und in der Tat: Die gestörte Glukosetoleranz wurde mit dem Stuhlgang auf die gesunden Tiere übertragen.

Aber was genau passierte in der Darmflora? Um diese Frage zu beantworten, mussten sich die Wissenschaftler die Gene der Darmbakterien anschauen. Insgesamt fand sich bei den süßstofffressenden Tieren eine Zunahme der Bakterien, die vermehrt Kohlenhydrate abbauen können. Eine revolutionäre Entdeckung!

Jeder von uns trägt eine Vielzahl von Darmbakterien in sich, von denen einige dafür verantwortlich sind, dass unsere Nahrung quasi vorverdaut wird. Langkettige Kohlenhydrate werden zum Beispiel bereits durch die Darmbakterien aufgespalten und dadurch für uns erst nutzbar gemacht. Werden diese Kohlenhydrate nicht von Darmbakterien aufgespalten, würden sie unseren Verdauungskanal einfach so passieren und mit dem normalen Stuhlgang ausgeschieden werden. Diese Kohlenhydrate könnten uns zum Beispiel nicht dick machen, da sie gar nicht erst aufgenommen werden.

Sind die Darmbakterien allerdings so in ihrer Zusammensetzung verändert, dass mehr Bakterien im Darm vorhanden sind, die diese Kohlenhydrate aufspalten, werden wir vermehrt Kalorien zu uns nehmen – auch wenn wir gar nicht mehr essen als sonst. Die Darmbakterien sorgen also dafür, dass wir mehr Energie aus der Nahrung in den Körper bekommen. Oder auch einfach nur dick werden, wenn wir diese Energie nicht abbauen.

Genau solche kohlenhydratvorverdauenden Bakterien konnten im Darm durch die künstlichen Süßstoffe vermehrt wachsen. Der Körper schien also auf den Betrug zu reagieren: »Wenn du mir vorspielst, ich würde Zucker bekommen, dieses Versprechen aber nicht einlöst, dann hole ich mir den Zucker halt woanders her!« Es zeigt sich wieder mal: Wir können die Natur nicht betrügen.

Übrigens fanden die Forscher auch heraus, dass die Bakterien vermehrt kurzkettige Fettsäuren bilden. Sie schlussfolgerten daraus, dass Süßstoffe die Wirkung einer hochkalorischen Nahrung mit einem hohen Anteil an Zucker und

Fetten verstärken können. Auf Deutsch: Zucker-Light-Diätprodukte führen dazu, dass wir zu- und nicht abnehmen!

Das trifft nicht nur auf Mäuse, sondern auch auf uns Menschen zu. Inspiriert von den Ergebnissen mit den Nagern haben die Wissenschaftler die Daten von fast 400 Teilnehmern einer laufenden Ernährungsstudie analysiert. Sie fanden heraus, dass diejenigen, die regelmäßig Süßstoffe benutzen, mehr wogen, höhere Zuckerwerte hatten und in Laborversuchen eine gestörte Glukosetoleranz aufwiesen. Auch eine Untersuchung des Stuhlgangs ergab eine Veränderung der Darmflora.

Schließlich wollten die Wissenschaftler es genau wissen: Sie gaben sieben gesunden Menschen, die normalerweise keine Süßstoffe einnahmen, eine Woche lang den künstlichen Süßstoff Saccharin. Bei vier von diesen sieben Versuchspersonen kam es bereits nach dieser kurzen Zeit zu einer Störung der Glukosetoleranz.

Es führt also kein Weg daran vorbei: Wer Süßes essen möchte, muss es sich einfach verdienen – und zwar durch körperliche Aktivität. **Wir können die Natur nicht durch noch so raffiniert designte Chemikalien austricksen.**

Nicht nur in der Mode kennt man Trends, die kommen und gehen, sondern auch in der Medizin. So verändern sich zum Beispiel im Laufe der Zeit Therapieverfahren. Was gestern noch out war, kann heute in sein, nur um in einigen Jahren wieder in Vergessenheit zu geraten. Sogar in der Ernährungsmedizin können wir solche Phänomene beobachten.

Also stellt sich die Frage, ob ähnliche Trends im Bereich der Kohlenhydrate festzustellen sind. Wenn wir uns die Aussagen der letzten Kapitel zu Gemüte führen, kann der Eindruck entstehen, dass Kohlenhydrate gänzlich schlecht sind und möglichst von unserem Speiseplan ferngehalten werden sollten. Lediglich Leistungssportler und sehr aktive

Menschen könnten von Zucker profitieren, vor allem, um schnell Energie zu gewinnen. Diese Aussagen treffen so natürlich nicht zu! Als Makronährstoffe sind Kohlenhydrate wesentlicher Bestandteil unserer Nahrung und sollten keinesfalls verteufelt werden.

Die meisten von uns kennen das Phänomen, dass gerade im Winter das Verlangen nach Süßem steigt. Dabei ist es nicht nur die Weihnachtszeit, die uns zu Keksen und Schokolade greifen lässt. Gerade in den kurzen Tagen der lichtarmen Zeit scheint unser Körper eine größere Menge Zucker zu benötigen als an heißen Sommertagen. Und ich weiß nicht, ob es Ihnen vielleicht genauso geht wie mir: Wenn ich müde oder sogar schlechter Stimmung bin, hilft häufig ein Stück Schokolade und mir geht es direkt besser.

Um zu verstehen, wie bestimmte Lebensmittel unsere Psyche beeinflussen können, sollten wir zunächst einen Blick auf einen einzelnen, unscheinbaren Nährstoff werfen: das Tryptophan.

Tryptophan ist eine Aminosäure, also ein Baustoff, aus dem in unserem Körper Eiweiße hergestellt werden.

WAS SIND EIGENTLICH EIWEISSE?

Unser Körper kann auf vieles verzichten, auf Eiweiß jedoch nicht. **Eiweiß,** im Fachjargon »Protein« genannt, ist ein **wichtiger Energielieferant** und **lebensnotwendiges Baumaterial** für unseren Körper. Denn Körperzellen, Muskelfasern, Organe und Blut müssen sich ständig erneuern. Dafür brauchen sie Eiweiß. Auch Enzyme und einige Hormone wie das Insulin brauchen Eiweiß aus der Nahrung. Um zu verstehen, wie Eiweiß im Körper verarbeitet wird, muss man sich nicht zuletzt mit den Aminosäuren beschäftigen. Chemisch betrachtet bestehen Eiweiße aus Aminosäuren. Diese sind sozusagen die Bausteine der Eiweiße. Einen Teil davon kann der Körper selbst herstellen. Neun Aminosäuren dagegen werden ausschließlich über die Ernährung aufgenommen. Eine ist beispielsweise Tryptophan. Nehmen wir mit der Nahrung Eiweiß auf, wird es im Magen-Darm-Trakt in einzelne Aminosäuren zerlegt. Anschließend setzt der Körper sie wieder so zu neuen Proteinen zusammen, wie er sie braucht. Da das ständig passiert, braucht der Körper stets Eiweißnachschub aus der Nahrung.

Wie viel Eiweiß soll man etwa pro Tag essen? Die Deutsche Gesellschaft für Ernährung empfiehlt für Erwachsene 0,8 Gramm pro Kilo Körpergewicht. Wiegt man also 65 Kilo, entspricht das einem Eiweißbedarf von 52 Gramm pro Tag. Damit Sie eine ungefähre Vorstellung bekommen: So viel wiegt ein kleines Ei, allerdings mit Schale. Aber Eier sind keineswegs die einzigen eiweißreichen Lebensmittel. Hülsenfrüchte wie Soja, Linsen und Erbsen zählen ebenso dazu wie Brot, Fleisch, Fisch und Milchprodukte.

Tryptophan nehmen wir über die Nahrung zu uns, zum Beispiel in Form von Nüssen, Käse oder Bananen. Aus diesem Tryptophan bildet der Körper Serotonin, einen Botenstoff, der landläufig als Glückshormon bezeichnet wird. Serotonin spielt eine wesentliche Rolle in unserem Gefühlsleben und bei der Kommunikation unserer Nervenzellen im Gehirn. Tryptophan kann so über Umwege die Stimmung heben und Depressionen vermindern.

Wenn es dunkel ist, beispielsweise in der Nacht, aber auch während längerer Phasen in der Winterzeit, wird Serotonin zu Melatonin abgebaut. Melatonin wird auch als

Schlafhormon bezeichnet, das eine wesentliche Rolle in unserem Tag-Nacht-Rhythmus spielt. Menschen, die häufig über verschiedene Zeitzonen reisen, kennen Melatonin wahrscheinlich. Gerade bei der Behandlung von Jetlag hat sich das Hormon einen Namen gemacht.

Isst man also viele tryptophanhaltige Lebensmittel, wird man entweder glücklicher oder müder – je nachdem, ob man sich im Hellen oder im Dunklen aufhält.

So weit die Theorie. In der Tat scheinen solche Lebensmittel einen wesentlichen Einfluss auf unsere Stimmung zu nehmen.

Doch was haben die Kohlenhydrate damit zu tun? Warum kann uns Zucker glücklich machen? Um diese Frage zu beantworten, reicht es nicht aus, sich die biochemischen Wirkungen von Tryptophan im Gehirn anzuschauen. Vielmehr müssen wir einen Blick darauf werfen, wie das Tryptophan überhaupt ins Gehirn kommt.

Wenn wir Lebensmittel zu uns nehmen, die Tryptophan enthalten, findet sich das Tryptophan zunächst im Magen-Darm-Trakt und dann im Blut. Um eine Wirkung auf unsere Stimmung auszulösen, muss es allerdings im Gehirn und nicht nur im Blut vorliegen.

Dazu muss die Aminosäure die sogenannte Blut-Hirn-Schranke überwinden. Hierunter versteht man eine natürliche Barriere, mit der sich unser Gehirn vor schädigenden Stoffen wie Giften und Krankheitserregern schützt. Nicht alles, was im Blut vorkommt, darf nämlich in unser empfindliches zentrales Nervensystem eindringen.

Die Blut-Hirn-Schranke funktioniert wie ein selektiver Filter: Sie lässt bestimmte Stoffe in das Gehirn vordringen, andere hält sie außen vor. Diesen Mechanismus kann man sich wie eine Drehtür vorstellen, die als Zugangskontrolle dient, eigentlich genauso wie in einem öffentlichen

Schwimmbad. Nur Menschen, die ein Ticket gelöst haben, können diese Drehtür passieren und schwimmen gehen, die ohne Ticket bleiben draußen.

Ganz ähnlich bei der Blut-Hirn-Schranke: Nur Stoffe, die vom Gehirn gewünscht sind, können von außen (Blut) nach innen (Gehirn) gelangen.

Wenn man sich bei dem Schwimmbadbeispiel vorstellt, dass Sommerferien sind und viele Menschen gleichzeitig zum Pool gelangen wollen, merkt man, welche Probleme so eine Drehtür mit sich bringt: Wollen viele Menschen gleichzeitig durchgehen, stößt sie schnell an ihre Kapazitätsgrenze. Auch viele Menschen, die eine Eintrittskarte besitzen, kommen nicht schnell genug zum Pool, da der Zugang einfach voll ist.

Ähnlich ist das bei der Blut-Hirn-Schranke: Wollen viele Eiweiße und Aminosäuren gleichzeitig durch das Blut ins Gehirn, ist der Transportmechanismus überlastet und nicht alle Nährstoffe können in das zentrale Nervensystem vordringen. So konkurrieren vor allem die Aminosäuren Valin, Isoleucin, Phenylalanin, Tyrosin und Methionin mit dem Tryptophan um den begehrten Transportplatz ins Gehirn.

Wie würden Sie diese Situation klären, wenn Sie der Besitzer des Schwimmbads und der Drehtür wären?

Die einfachste Möglichkeit ist sicherlich, einige Menschen aus dem Eingangsbereich mithilfe eines Sicherheitsdienstes fortzujagen, damit sie gar nicht erst bis zur Drehtür kommen. Eine sehr pragmatische, aber wirksame Lösung.

Ähnliches passiert in unserem Körper, und die Rolle des Sicherheitsdienstes übernehmen die Kohlenhydrate. Eine kohlenhydratreiche Mahlzeit erhöht nämlich, wie wir in den vorherigen Kapiteln schon gesehen haben, den Insulinspiegel im Blut.

Das Insulin führt nun nicht nur zu einer Aufnahme von

Zucker in den Zellen, sondern auch zu einer vermehrten Aufnahme bestimmter Aminosäuren in der Muskulatur. Und Aminosäuren, die sich in der Muskulatur befinden, sind nicht mehr an der Drehtür der Blut-Hirn-Schranke. Das Gewusel und Gedränge um die begehrten Plätze des Transportmechanismus wird also vermindert.

Insulin schiebt also Aminosäuren in die Muskulatur. Dieser Mechanismus wird vom Tryptophan allerdings hintergangen. Diese Aminosäure bindet sich nämlich an ein Transporteiweiß und verhindert dadurch die Aufnahme in die Muskulatur. Es hat sich sozusagen vor der Wirkung des Insulins versteckt.

Nachdem nun aber viele der Aminosäuren im Muskel verschwunden sind, ist das Gedränge an der Drehtür zum Gehirn geringer und die Stunde des Tryptophans gekommen.

Kohlenhydrate helfen sozusagen dabei, Tryptophan in das Gehirn zu schubsen. Und wenn das Tryptophan erst einmal im Gehirn angekommen ist, steht dem Weg in Richtung Glückshormon Serotonin nichts mehr entgegen.

Kohlenhydratreiche Nahrungsmittel können also unsere Stimmung verbessern. Eiweißhaltige Nahrungsmittel können uns auf der anderen Seite depressiv machen, da sie die Konzentration von Tryptophan im Gehirn verringern. Durch die hohe Menge an Eiweißen und Aminosäuren wird die Drehtür für Tryptophan blockiert und es entstehen weniger Glückshormone.

Eine weitere Aminosäure wird durch die Kohlenhydratzusammensetzung der Mahlzeiten beeinflusst: Tyrosin. Aus ihr werden antreibende Botenstoffe wie Dopamin oder das Stresshormon Adrenalin gebildet. Menschen, die Mahlzeiten mit nur wenig Eiweiß und dafür vielen Kohlenhydraten zu sich nehmen, haben einen geringeren Tyrosin-Spiegel im Blut.

Wenn wir also mithilfe unserer Ernährung unsere Stimmung verbessern wollen, sollten wir auf eine kohlenhydratreiche und eiweißarme Ernährung achten. Genau diesen Zusammenhang haben Studien hinsichtlich der Behandlung von Depressionen gezeigt.

Allerdings ist eine auf Dauer angelegte eiweißarme und kohlenhydratreiche Ernährung für die langfristige Behandlung einer Depression nicht empfehlenswert. Zu viel Zucker ist einfach nicht gesund und zu wenig Eiweiß ebenfalls nicht. Um eine medizinisch greifbare Wirkung auf eine Depression zu haben, müsste die Menge an Proteinen der Nahrung weniger als 2% der Gesamtenergie einer Mahlzeit ausmachen. Das ist mit üblichen Lebensmitteln kaum erreichbar und sicherlich auch nicht wünschenswert. Zu schnell würden wir in eine Mangelernährung geraten.

Nichtsdestotrotz können wir unsere Stimmung über die Zusammensetzung der Nahrung durchaus positiv beeinflussen. Vor allem sollte uns aber der Zusammenhang zwischen Glücksgefühlen und Kohlenhydraten, den wir selbst täglich erleben können, bewusst sein – und zwar nicht nur bei Depressionen.

Wenn zu wenig Serotonin in unserem Gehirn gebildet wird, hilft sich unser Gehirn selbst und produziert Heißhunger auf Süßes. Wir sind dann Sklave unseres Zentralnervensystems, rennen zum Kühlschrank und stopfen uns mit Schokolade und Kuchen voll.

Eigentlich essen wir dann nicht, weil wir hungrig sind, sondern weil wir einen Mangel an Glückshormonen erleben und vielleicht sogar traurig sind. Wir essen Süßes, schütten Insulin aus, vertreiben die Eiweißkonkurrenten von Tryptophan aus unserem Blut, spülen das Tryptophan ins Gehirn, bilden Serotonin und sind wieder glücklich.

Wichtig in unserem Alltag ist demnach die Unterscheidung zwischen dem sogenannten Bauchhunger und dem Kopfhunger. Wenn Sie an sich beobachten, dass Sie besonders in Stresssituationen, bei Einsamkeit, emotional belastenden Momenten oder Traurigkeit gern zum Kühlschrank gehen, sollten Sie sich vielleicht eine Alternative zu Schokolade und Gummibärchen überlegen.

Zunächst einmal sollte man dafür sorgen, dass ausreichend Tryptophan in der Ernährung vorhanden ist. Denn wenn nur wenig Tryptophan in unserem Blut vorliegt, brauchen wir sehr viele Kohlenhydrate, um die nur gering vorliegenden Mengen in das Gehirn zu transportieren. Tryptophanhaltige Lebensmittel können uns also vor Heißhungerattacken schützen. Hier sind vor allem Walnüsse, Cashewkerne und Kürbiskerne zu nennen, die einen hohen Tryptophangehalt haben und als kleine Knabberei zwischendurch sehr geeignet sind.

Keine Angst vor den Kalorien von Nüssen! Sie werden in unserem Magen-Darm-Trakt nicht komplett aufgenommen und ich kenne keinen Menschen, der allein durch Nüsse dick geworden ist – außer sie stecken in einem Schokoriegel.

Versuchen Sie, bei einem unbändigen Drang nach Schokolade ein paar Kürbiskerne und Walnüsse zu knabbern. Warten Sie dann ein wenig ab, ob der Drang nach Schokolade nachlässt. Sollten Sie weiterhin Lust auf die Süßigkeit verspüren, greifen Sie eher zu einer Schokolade mit einem möglichst hohen Kakaoanteil.

Sollten Sie an einer Depression oder einer andauernden depressiven Verstimmung leiden, sprechen Sie mit Ihrem Arzt über die Möglichkeit, Ihnen zusätzlich Nahrungsergänzungsmittel zu empfehlen. Bei Menschen mit einer Depression ist eine ausgewogene Ernährung besonders wichtig, da gerade bei dieser Krankheit häufig eine verminderte Nährstoffzufuhr besteht.

Oft lässt sich diese über eine reine Ernährungsumstellung nicht in ausreichender Menge verbessern, sodass die Gabe von einzelnen Nahrungsergänzungsmitteln sicherlich sinnvoll sein kann.

Nicht vergessen darf man dabei allerdings, dass eine Depression eine sehr gefährliche, mitunter sogar tödliche Erkrankung sein kann, da die Selbstmordgefahr bei dieser Störung steigt. Bei einer Depression sollte daher auf jeden Fall ein Arzt aufgesucht werden, um andere Therapiemöglichkeiten, zum Beispiel eine Psychotherapie oder eine Medikamentengabe, zu besprechen.

NAHRUNGSERGÄNZUNGSMITTEL GEGEN DEPRESSIONEN[2]

L-Tryptophan	nachgewiesener Nutzen
5-Hydroxytryptophan	nachgewiesener Nutzen
S-Adenosylmethionin	in Studien besser als Placebo, vergleichbar mit leichten medikamentösen Antidepressiva; wirkt allerdings nur in größeren Mengen
n3-Fettsäuren	wahrscheinlich wirksam in Kombination mit medikamentösen Antidepressiva, vor allem bei Menschen, die eine mangelhafte Ernährung mit Fettsäuren haben

Kalorienchaos

Von wegen »eine Kalorie ist eine Kalorie«

Das letzte Kapitel hat sehr deutlich gezeigt, dass unser Stoffwechsel extrem kompliziert ist und häufig anders funktioniert, als wir uns das zum gegenwärtigen Zeitpunkt vorstellen können.

Wenn wir zum Beispiel einen Blick auf die Eiweiße werfen, entgehen uns die Wahrheiten der Fette und der Kohlenhydrate. Denn wir können einzelne Nährstoffe nicht isoliert und losgelöst vom Rest der Welt betrachten.

Auch wenn uns die biochemische Wirkung eines einzelnen Nährstoffs auf Zellebene bekannt ist, sagt das noch lange nichts über die tatsächliche Wirkung im Menschen aus. Wir können den einzelnen Stoffwechselweg noch so gut verstehen: Der Blick auf das große Ganze bleibt uns trotzdem häufig verborgen. Der Mensch ist halt kein Reagenzglas und Medizin ist keine Physik. Anders als Physiker können wir bei der Betrachtung des Menschen nicht auf ideale Bedingungen hoffen, alle Störgrößen beseitigen oder herausrechnen und erwarten, dass unten B herauskommt, wenn wir oben A hineinkippen. Und unsere Vorstellung, wie der Mensch funktioniert, ist auch zum heutigen Zeitpunkt unvollständig. Was man heute als Wahrheit annimmt, kann morgen schon Schnee von gestern sein.

Unser Biochemiedozent im Medizinstudium sagte einmal, dass alles, was wir lernen, eine reine Modellvorstellung sei und nicht der Wahrheit entspräche. Ich habe damals nicht wirklich verstanden, was er meinte. Je länger ich allerdings als Arzt tätig bin, umso klarer wird mir seine Aussage: **Wir betrachten nicht die Wahrheit, sondern lediglich unsere Vorstellung davon.**

Trotzdem können wir mit unserer Vorstellung, unserem Modell der Wahrheit, recht gut leben und auch damit arbeiten. Allerdings muss uns klar sein, dass vieles von dem, was wir glauben, falsch ist und wir letztendlich längst nicht alles verstehen, was in unserem Körper so vor sich geht. Besonders wichtig ist es allerdings einzusehen, dass jede Intervention, die wir durchführen, Folgen hat. Folgen, die wir häufig nicht vorausahnen können.

Wenn man heute versucht, durch eine gesunde Ernährung (wenn man denn wüsste, was eine gesunde Ernährung eigentlich ist) länger krankheitsfrei zu leben, kann das im schlimmsten Fall auch schiefgehen. Zu verzweigt sind die einzelnen Stoffwechselwege, als dass wir sie wirklich in eine für uns vorteilhafte Richtung manipulieren könnten, ohne unerwartete Nebenwirkungen zu riskieren.

Ernährungswissenschaftler helfen sich mit der Aussage, dass eine ausgewogene Ernährung richtig sei. Klar, wenn ich von allem etwas und von nichts zu viel esse, mache ich statistisch gesehen am wenigsten falsch. Wenn sich eine breite Bevölkerung ausgewogen ernährt, wird sie ernährungstechnisch gesund sein. Im statistischen Mittel!

Das sagt allerdings nichts über den einzelnen Menschen mit seinem individuellen Körper aus. Der durchschnittliche deutsche Mann ist 1,78 Meter groß und hat Schuhgröße 44. Wenn ich alle deutschen Männer zwinge, Schuhe der Größe 44 zu tragen, werden viele von ihnen schmerzende Zehen oder Blasen bekommen und nur den wenigsten werden die Schuhe wirklich passen.

Warum sollte das bei der Ernährung anders sein? Die medizinische Wissenschaft, die ihre Erkenntnisse aus Studien gewinnt, benötigt allerdings den statistischen Mittelwert, um vernünftige Ergebnisse zu erzielen. Die Schlussfolgerung von einem einzigen Patienten auf andere ist in der etablierten Medizin verpönt. »n = 1« werden Erfahrungsberichte abschätzig genannt, wenn versucht wird, nach der Erkenntnis über Einzelschicksale auf eine große Gruppe zurückzuschließen. »n = 1« bedeutet hierbei, dass die untersuchte Gruppe genau einen Patienten umfasste. Und das wäre statistisch gesehen natürlich nicht zulässig.

Wenn man im Labor zum Beispiel die Bewegung von Fliegen beschreiben möchte und eine Beobachtungsgruppe von 500 Fliegen hat, ist es durchaus sinnvoll zu schauen, was eine einzige Fliege im Durchschnitt so treibt. Das Bewegungsmuster einer Fliege ist relativ wenig komplex und gleichförmig, aus diesem Grund kann man zweifellos aus Erkenntnissen über die Fliegengruppe Rückschlüsse auf die einzelne Fliege ziehen.

Hat man allerdings eine Gruppe von 500 Menschen, denen man eine Substanz verabreicht, sieht die Situation schon komplett anders aus. Der Stoffwechsel von 500 Menschen ist deutlich komplexer als das Bewegungsmuster von 500 Fliegen. Es gibt einfach zu viele unbekannte Variablen. Was in der einen wissenschaftlichen Betrachtung also durchaus Sinn ergibt, ist in einer anderen Betrachtungsweise viel zu fehleranfällig.

Die Medizin steckt demnach in einem Dilemma: Zum einen brauchen wir medizinische Studien, um vorhersehbare Aussagen über die Folgen von Interventionen treffen zu können. Zum anderen ist das beobachtete System so komplex und individuell verschieden, dass man eben nicht aus dem Mittelwert einer Gruppe auf den einzelnen Menschen schließen kann. Und der Mittelwert nutzt dem einzelnen Patienten häufig reichlich wenig.

Wenn eine Krebserkrankung zum Beispiel eine Heilungswahrscheinlichkeit von 99 % hat, ist Ihnen das völlig egal, wenn Sie genau zu dem Prozent gehören, bei dem der Krebs nicht geheilt werden kann. Ich erinnere mich hier an ein Erlebnis in meiner Studentenzeit. Wir waren im Rahmen eines Praktikums in der urologischen Abteilung der Uniklinik und sollten einen jungen Patienten untersuchen. Es stellte sich heraus, dass der junge Mann an Hodenkrebs litt. Nun ist Hodenkrebs eine der Tumorarten, die meistens eine sehr gute Prognose haben, nur selten müssen Männer daran sterben. Wir waren also guter Dinge und sprachen dem Patienten aufmunternde Worte zu. Als diesem allerdings Tränen in die Augen traten, wollten wir ihn freudig darüber aufklären, dass Hodenkrebs kein Todesurteil sei.

»Bei mir schon«, antwortete er, »ich bin die statistische Abweichung.«

In der Tat war dieser junge Mann von einer besonders aggressiven Form von Hodenkrebs betroffen und hatte keine gute Lebenserwartung. Als Mathematikstudent hatte er das frühzeitig erkannt. Anders als wir Medizinstudenten, die keine wirklichen Vorstellungen von Statistik hatten.

Aber wie können wir uns aus diesem medizinischen Dilemma befreien, dass Patient A auf eine Maßnahme komplett anders reagiert als Patient B? Das trifft natürlich nicht nur auf Medikamente in der Krebstherapie zu, sondern auch auf die tägliche Ernährung. Jede Anpassung ist eine Intervention, eine Maßnahme. So auch die Zufuhr eines bestimmten Nährstoffs. In der Tat kennen wir diese Situation häufig aus unserem Alltag. Nicht jeder Mensch verträgt zum Beispiel Lebensmittel in einem gleichen Maß. Einige Menschen können scheinbar ohne Ende Kalorien zu sich nehmen, ohne zuzunehmen – physikalisch eigentlich ein nicht erklärbarer Zustand.

Verfechter der sogenannten CICO-Theorie würden diese Beobachtung vehement abstreiten. CICO heißt »Calories in – Calories out«, also »Kalorien rein – Kalorien raus«. Das bedeutet zusammengefasst: Was man oben reinsteckt, muss irgendwie auch im Körper bleiben, außer man verbrennt es. Wir müssen nur mal einen Blick in Internetforen werfen, die sich mit dem Abnehmen beschäftigen. In der Regel herrscht hier folgende Meinung vor: »Die Dicken sind doch selbst schuld! Würden sie nicht so viel essen, wären sie schlank. Wenn sie weniger essen, werden sie schon abnehmen.«

Leider ist das Leben nicht so simpel, wie CICO es uns vormachen möchte. Geht es um den Energiestoffwechsel, ist der Mensch eine Art Blackbox, also eine Kiste, in die wir nicht reinschauen können. Um mit der CICO-Theorie arbeiten zu können, müssten wir zum einen wissen, wie viele Kalorien wir zu uns nehmen, und zum anderen, wie viele Kalorien wir verbrennen. Und bei der Erfassung beider Größen haben wir so unsere Schwierigkeiten.

Betrachten wir zunächst die Seite der Kalorienzufuhr. Auf den ersten Blick scheint das die leicht zu lösende Seite der Gleichung zu sein. Eigentlich müsste es ja einfach sein festzustellen, wie viele Kalorien wir am Tag so zu uns nehmen. Schließlich stehen genau diese Angaben auf den Verpackungen unserer Lebensmittel. Die Seite der Zufuhr dürfte also keine Blackbox sein, oder?

Doch leider ist auch hier die Welt nicht so simpel gestrickt, wie es uns die Statistik vermitteln möchte. Letztendlich ist eine Kalorie nur eine physikalische Messgröße und wir haben bereits vorhin gesehen, dass die Regeln der Physik im Menschen nicht so einfach anzuwenden sind, da wir viele Faktoren nicht berücksichtigen können – wir kennen sie einfach nicht. Anders als bei einem physikalischen Experiment haben wir bei der Betrachtung des lebenden

Menschen nicht alle Variablen im Griff und müssen mit einer gewissen methodischen Unschärfe rechnen.

Aber was bedeutet das im Alltag, zum Beispiel beim Gang durch den Supermarkt?

EINE KALORIE IST (K)EINE KALORIE

Auf jedem verpackten Lebensmittel steht der Gehalt an Kalorien. Moment! Nicht ganz korrekt! Es steht der Gehalt an Kilokalorien (kcal) drauf. Um zu erklären, was das eigentlich ist, muss man mit dem amerikanischen Chemiker Wilburt Olin Atwater (1844–1907) anfangen. Er hat die Brennwertmessung erfunden. Zur Ermittlung des Kaloriengehalts verbrannte er Lebensmittel mit einem sogenannten Bombenkalorimeter. Das ist eine Art Ofen, der in seiner Gestalt einer Bombe ähnelt. Dieser wird in ein Kalorimeter eingesetzt, ein Messgerät, das mit Wasser gefüllt ist.

Atwater hat nun gemessen, wie stark sich das Wasser bei der Verbrennung der Lebensmittel erwärmte, also wie viel Energie freigesetzt wurde. Daraus leitete er ab, wie viel Energie ein Lebensmittel dem Körper zur Verfügung stellt. Vom Grundsatz her wird das heute immer noch so gemessen. Kilokalorien sind also eine Einheit für Wärmeenergie. Eine Kilokalorie eines Lebensmittels liefert exakt die Energie, die nötig ist, um 1 Liter Wasser um 1 °C zu erwärmen. Bei der Verbrennung von Fett entsteht beispielsweise mehr als doppelt so viel Wärme als bei der Verbrennung von Kohlenhydraten. So weit die Theorie.

Doch unser Verdauungstrakt ist nun mal kein Brennofen und unser Körper kein Wasserbehälter. Es ist also eher fragwürdig, sich sklavisch nach den Kalorienangaben auf der Verpackung zu ernähren. Womit wir wieder beim

Anfang wären: Wieso sagen eigentlich alle »Kalorien«, wenn das doch falsch ist? Es ist so: Der Energiewert eines Lebensmittels wird auf der Verpackung in Kilokalorien angegeben. **1 Kilokalorie entspricht 1000 Kalorien.** Umgangssprachlich wird jedoch oft der Begriff »Kalorie« verwendet, weil es sich halt einfacher spricht. Um die Verwirrung komplett zu machen, sind auf der Verpackung neben den Kilokalorien auch noch Kilojoule vermerkt. Das ist die internationale Maßeinheit für den Energiewert eines Lebensmittels, der seit 2010 EU-weit auf einer Zutatenliste stehen muss. Wenn Sie aber nicht gerade Physiker sind, ist es, denke ich, okay, wenn Sie bei einem Stück Torte weiterhin von einer Kalorienbombe sprechen.

Steht also beispielsweise auf einer Lebensmittelpackung »500 kcal«, heißt das noch lange nicht, dass diese 500 kcal auch im Körper ankommen. Handelt es sich um eine Portion Eiscreme mit 500 kcal, ist die Wahrscheinlichkeit recht groß, dass genau diese Energiemenge meinem Stoffwechsel zur Verfügung stehen wird. Nehme ich diese Anzahl an Kalorien allerdings in einem Lebensmittel mit einem hohen Anteil an Ballaststoffen zu mir, sieht die Welt schon anders aus. In der Regel sind einige Nährstoffe, vor allem das Fett, bei ballaststoffreichen Lebensmitteln so in der Lebensmittelmatrix eingeschlossen, dass sie im Magen-Darm-Trakt gar nicht vom Körper aufgenommen werden können, sondern einfach unverändert wieder ausgeschieden werden.

Am Beispiel von Nüssen ist dieser Zusammenhang recht gut untersucht: Nüsse werden in der Regel nicht sehr lange gekaut und gelangen somit als größere Brocken in unser Verdauungssystem. Aus diesem Grund werden die Kalorien von Nüssen nicht zu 100 %, sondern nur zu einem Teil aufgenommen. Der Rest verlässt den Körper einfach durch den Hinterausgang.

Bereits 2004 konnten Wissenschaftler zeigen, dass Probanden nach dem Verzehr einer größeren Menge Mandeln im Stuhl sogenannte intakte Kotyledon-Zellen aufwiesen – Zellen, die reichlich Fett und andere Nährstoffe enthielten. Und was im Stuhlgang gefunden wird, wurde verständlicherweise nicht vom Körper aufgenommen, obwohl es vorher heruntergeschluckt wurde.

Bereits 14 Jahre zuvor hatten Forscher herausgefunden, dass sich die Art der Zubereitung von Nüssen und Hülsenfrüchten auf die letztlich im Körper aufgenommene Menge an Energie auswirkt. So sind zum Beispiel Erdnüsse, die man als Ganzes isst, weniger kalorienreich als verarbeitete Erdnussprodukte wie Erdnussbutter oder Erdnussöl. Diese Tatsache muss man sich mal auf der Zunge zergehen lassen: Auch wenn Erdnussbutter hauptsächlich zermahlene Erdnüsse enthält, wird man von ihr eher dick, als wenn man die Erdnüsse in ihrer natürlichen Form isst. Und das trifft ebenfalls zu, wenn man exakt die gleichen Mengen zu sich nimmt.

Erstaunlicher noch: Auf der Packung sowohl von Erdnussbutter als auch von ganzen Erdnüssen stehen genau dieselben Angaben an Kalorien, ganz gleich, in welcher Form die Erdnüsse vorliegen. Das liegt daran, dass der Kaloriengehalt im Reagenzglas bestimmt wird – und nicht im komplizierten Stoffwechsel des Menschen.

Aber nicht nur die Art, wie das Lebensmittel gekaut und im Verdauungssystem zerkleinert wird, beeinflusst die aufgenommene Energiemenge im Körper, auch die Art der Zubereitung ist wichtig. So verändert Kochen die Textur eines Lebensmittels, Zellwände können aufbrechen und zuvor eingesparte Nährstoffe werden dadurch für den Körper erst verfügbar gemacht.

Kochen wir zum Beispiel Mohrrüben, liefern sie mehr Kalorien, als wenn wir sie roh knabbern würden. Kartoffeln, die in Wasser gekocht werden, führen uns weniger Kalorien zu, als wenn sie vor dem Verzehr im Backofen gebacken werden. Im Backofen entstehen nämlich deutlich höhere Temperaturen, bei denen bestimmte langkettige Kohlenhydrate in kurzkettige Kohlenhydrate umgewandelt werden. Diese nun kleineren Moleküle können die Darmwand passieren und haben daher eine Auswirkung auf die aufgenommene Energiemenge.

Bleiben diese Moleküle, wie das beim Kochen in Wasser der Fall ist, werden diese Kohlenhydrate einfach mit dem Stuhlgang ausgeschieden und liefern keine Kalorien. Für den Alltag bedeutet das, dass Kartoffel-Wedges oder Pommes selbst dann kalorienreicher als Salzkartoffeln sind, wenn wir sie komplett ohne Fett im Backofen zubereiten. Okay, sie schmecken auch besser. Aber das wird wahrscheinlich daran liegen, dass die Kohlenhydrate durch die Zubereitung aufgebrochen wurden und damit für uns schmackhafter sind.

Als Faustregel kann man sagen, dass ungegarte und ungekochte Lebensmittel dem Körper weniger Energie zuführen als Lebensmittel, die verarbeitet wurden. Rohkost ist im Vergleich zu Gekochtem also generell kalorienärmer.

Zusätzlich zu diesem Effekt wird bei der Verdauung ungegarter Lebensmittel mehr Energie verbraucht, als wenn wir gekochte Speisen verstoffwechseln. Deshalb werden von uns vor allem Lebensmittel, die reich an Ballaststoffen sind, wie das zum Beispiel bei Gemüse und Hülsenfrüchten der Fall ist, in ihrem Kaloriengehalt überschätzt. Sie führen dem Menschen nicht so viel Energie zu, wie auf der Verpackung steht. Das Gleiche trifft übrigens auf eiweißreiche Lebensmittel zu, da diese ein ganz ähnliches Verhalten im Stoffwechsel zeigen. Leider versuchen viele Menschen, genau diese Lebensmittel im Rahmen einer Diät zu vermeiden, da sie von den Angaben auf den Packungen beeindruckt sind und sich fürchten, davon dick zu werden. Ein folgenreicher Trugschluss, würden doch genau diese Nahrungsbestandteile bei einer Gewichtskontrolle nützlich sein.

Ein weiterer Faktor, der die Menge der aufgenommenen Kalorien beeinflussen kann, ist übrigens die Konsistenz des Lebensmittels. Wie weich oder fest ein Nahrungsmittel ist, spielt eine nicht unerhebliche Rolle dabei, wie viel Energie letztlich im Körper hängenbleibt. Das hat unter anderem damit zu tun, dass unser Körper bereits für die Verdauung Energie bereitstellen muss. Ein nicht unwesentlicher Teil der im Lebensmittel gespeicherten Kalorien wird also bereits dabei verbraucht, um den Nährstoff von außen in den Körper zu bringen. Bei einem weichen Hamburger-Brötchen benötigt unser Körper zum Beispiel nur wenig Energie für die Aufnahme, bei einem ballaststoffreichen Körnerbrötchen, das viele Fasern enthält, allerdings deutlich mehr.

Neuseeländische Wissenschaftler haben errechnet, dass Menschen, die eine große Anzahl an Ballaststoffen verspeisen, über den Tag verteilt insgesamt fast ein Fünftel weniger Kalorien zu sich nehmen, als auf den Tabellen der Lebensmittelverpackungen verzeichnet waren. Ganz klar: Woher sollen die Lebensmittelhersteller auch wissen, wie der Stoffwechsel des einzelnen Kunden funktioniert? Die einzige Angabe, die sie auf den Verpackungen seriöserweise abdrucken können, sind die Ergebnisse von Reagenzglasversuchen.

»Jeder Jeck ist anders«, sagt der Kölner. Auch in der Medizin trifft diese Volksweisheit zu. Die Stoffwechselleistung unterscheidet sich von Mensch zu Mensch stark. Und in der letzten Zeit haben wir noch einen weiteren Faktor für die unterschiedliche Aufnahme von Nährstoffen und Kalorien ausfindig machen können. Kleine Mitbewohner des Menschen, die eine nicht unwesentliche Rolle dabei spielen, welche Stoffe letztlich wirklich durch den Darm hindurchtreten dürfen und welche draußen bleiben müssen.

Wir haben bereits die sogenannte Blut-Hirn-Schranke kennengelernt, eine Barriere, die unser Gehirn vor Giften und Krankheitserregern, die sich im Blutstrom befinden können, schützt. Eine ähnliche Barriere befindet sich auf der Innenseite der Darmschleimhaut und gehört auf den ersten Blick gar nicht richtig zu unserem Körper. Ich spreche von unseren Darmbakterien.

Wir sind nämlich nicht allein dafür verantwortlich, wie Lebensmittel von uns verdaut werden. Große Hilfe und Unterstützung bekommen wir von den Billionen Bakterien, die sich im Inneren des Darms befinden. Es sind so viele Bakterien, dass wir sogar mehr Darmbakterien als körpereigene Zellen haben. Eigentlich könnte man also sagen: »Hallo, liebe Darmbakterien, wie schön, dass ihr euren Menschen mitgebracht habt!« Lange Zeit wurden die Darmbakterien in der Medizin nahezu völlig ignoriert. Heutzutage weiß man, dass wahrscheinlich viele Störungen und Krankheiten ganz eng mit dem Wohlergehen und der Zusammensetzung unserer Darmbakterien in Zusammenhang stehen.

DAS IST DAS MIKROBIOM

Das Mikrobiom ist so etwas wie Dauerbesuch in unserem Darm. Billionen Bakterien mit klangvollen Namen wie Laktobazillen oder Bifidobakterien besiedeln nämlich die Darmoberfläche. Und es sind nicht nur zwei verschiedene Bakterienarten. Nein, man schätzt, es sind bis zu 1000 unterschiedliche Arten. Die Zusammensetzung dieser Mi-

krowelt ist bei jedem Menschen anders, fast mit einem Fingerabdruck vergleichbar.
Lange Zeit verwendete man für die Mikroorganismen in unserem Verdauungstrakt den Begriff »Darmflora«. Mit der Flora, also der Pflanzenwelt, haben diese Kleinlebewesen aber rein gar nichts zu tun. Inzwischen hat sich daher der wissenschaftlich genauere Begriff »Mikrobiom« durchgesetzt. Und das rückte in den vergangenen Jahren immer mehr in den Mittelpunkt der Forschung. Denn Fachleute halten das Mikrobiom für einen Schlüssel bei der Entstehung zahlreicher Krankheiten.
Das gesunde Mikrobiom muss man sich wie eine Großstadt an Bakterienfamilien vorstellen, die auf engstem Raum zusammenleben und sich miteinander vertragen müssen. Die Darmbakterien leben von dem, was wir essen. Doch sie geben auch einiges zurück: Sie unterstützen das Immunsystem und verteidigen uns gegen Krankheitskeime. Wie das genau funktioniert, ist bisher nur in Ansätzen erforscht. Dennoch hat die Erkenntnis, dass es Zusammenhänge zwischen unseren Darmbewohnern und verschiedenen Krankheiten gibt, für Euphorie in der Wissenschaft gesorgt. Denn das Mikrobiom scheint nicht nur Einfluss auf Darmerkrankungen wie Morbus Crohn oder Colitis ulcerosa zu haben. Es wird auch vermutet, dass das Mikrobiom Erkrankungen wie Diabetes, Allergien und sogar Demenz oder Depressionen beeinflusst.
Viele Zusammenhänge müssen noch genauer erforscht werden. Aber eines ist schon jetzt sicher: Antibiotika können das Mikrobiom nachhaltig schädigen. Um im Bild der Großstadt zu bleiben, radiert der Einsatz mancher Antibiotika im Mikrobiom ganze Straßenzüge aus. Und es dauert oft lange, bis das ursprüngliche Gleichgewicht wieder hergestellt ist.

Je nachdem, wie effizient die Darmmikroben Fasern und Ballaststoffe in unserer Ernährung aufspalten, verändert sich auch die Kalorien- und Nährstoffbilanz einer Mahlzeit.

Ein besonders eindrucksvolles Beispiel beschrieben Ärzte aus dem amerikanischen Rhode Island. Sie behandelten eine 32 Jahre alte Frau, die immer wieder an bakteriellen Infektionen des Darms sowie an Durchfällen litt. Diese wurden durch ein bestimmtes Bakterium hervorgerufen, das vor allem nach einer Antibiotikatherapie auftreten kann, das sogenannte Clostridium difficile. Diese bakterielle Infektion ist relativ schwer zu behandeln, da eine Therapie mit verschiedenen Antibiotika die Infektion eher verschlechtern kann. Nach langen Überlegungen entschlossen sich die Ärzte zu einer drastischen Maßnahme: Sie wollten einen Stuhltransfer vornehmen. Hierbei wird dem Erkrankten Stuhlgang von einem gesunden Patienten zugeführt – unter der Vorstellung, dass sich nach der Übertragung des Stuhlgangs normale Darmbakterien im Verdauungstrakt des Patienten ansiedeln können und damit die krank machenden Bakterien verdrängen. Die Stuhlspende wird zuvor natürlich untersucht und gefiltert. Anschließend wird sie während einer Darmspiegelung in den Dickdarm eingeschwemmt oder über eine Nasensonde in den Dünndarm eingebracht. Eine Methode, die mittlerweile auch in Deutschland an Krankenhäusern durchgeführt wird.

Die Stuhltransplantation ist trotz seltsamer Vorstellung eine eher sanfte Therapie, da das natürliche Ökosystem des Darms hierdurch nur sehr vorsichtig verändert wird. Wir haben kein großes Nebenwirkungspotenzial zu befürchten. Schwierig ist nur, die richtigen gesunden Bakterien zu finden, die wir als Ärzte gern im Darm ansiedeln würden. Unter der Annahme, dass sich viele gute Bakterien im Stuhlgang eines gesunden Menschen finden lassen, entschieden sich die Ärzte in Rhode Island für einen Fremdstuhltransfer. Glücklicherweise fanden sie auch schnell eine Spenderin: die 16-jährige gesunde Tochter der Patientin. Die Therapie war ein voller Erfolg, die Durchfälle hörten auf, die Infektion war erfolgreich bekämpft.

Die Welt wäre so schön, wenn Medizin einfach wäre. Fast anderthalb Jahre später nämlich suchte die Patientin erneut ihre Ärzte auf, nun allerdings mit einem anderen Problem. Ihr war aufgefallen, dass sie innerhalb der vergangenen Monate deutlich an Gewicht zugelegt hatte, insgesamt waren 17 Kilogramm mehr auf der Waage. Natürlich hatte sie bereits verschiedene Diätversuche und Sportprogramme durchgeführt und außerdem versucht, mit einer Formuladiät abzunehmen, bevor sie zu den Ärzten ging. Alles allerdings ohne Erfolg.

Die Ärzte hatten einen Verdacht: Könnte es sein, dass sich das Übergewicht der Tochter durch den Transfer des Stuhlgangs auf die Mutter übertragen hat? Dass sozusagen Teile des Stoffwechsels der Tochter mit den Bakterien auf die Mutter übergegangen sind?

In der Tat geht man heute davon aus, dass Bakterien eine wesentliche Rolle bei der Entwicklung von Übergewicht spielen können. Und wenn man diese Bakterien von einem auf den anderen Menschen transplantiert, übertragen sich auch bestimmte Stoffwechseleigenschaften von einem Patienten auf den anderen. Bei Mäusen ist dieser Zusammenhang zumindest im Labor bewiesen worden.

Nun aber zurück zu unserem medizinischen Problem, dass Patient A anders auf Maßnahmen reagiert als Patient B und dass die aufgenommene Menge an Kalorien nicht unbedingt der im Körper später gespeicherten Energiemenge entsprechen muss. CICO, also Kalorien rein und Kalorien raus, ist ein sehr unvollständiges Modell der Wirklichkeit.

Aber unsere Kiste voller Unbekannter, unsere Blackbox, beschränkt sich nicht nur auf die aufgenommenen Kalorien. Sie betrifft auch das, was der Körper mit der zugeführten Energie so anstellt. Und das ist von Mensch zu Mensch, aber auch von Tag zu Tag höchst unterschiedlich.

Das Organ unseres Körpers, das mit die meiste Energie durch Stoffwechsel verbraucht, ist unser Gehirn: Denken ist anstrengend und verbraucht deshalb Nährstoffe. Allerdings ist unser Gehirn recht klein, zumindest bezogen auf die Masse des gesamten Körpers. Daher können wir uns leider nicht schlank denken. Die Energie, die das Gehirn hierfür verbrauchen würde, wäre einfach zu gering. Beim Energieverbrauch spielen unsere Muskeln eine größere Rolle. Durch Muskelaktivität werden Kalorien verbrannt und in Wärme und Bewegung umgewandelt. Aber Muskelaktivität ist nicht nur Rennen, Laufen und Springen, auch kleine, fast unmerkliche, unwillkürliche Muskelbewegungen verbrauchen einen erheblichen Anteil an Energie. Und genau dieses Zittern und Wackeln scheint eine wesentliche Rolle in der Gewichtsregulation des Menschen zu spielen. Je mehr wir uns unwillkürlich bewegen, umso mehr Energie setzen wir im Laufe des Tages um. Nur sind diese feinen Bewegungen leider nicht willkürlich steuerbar.

Auch wenn die CICO-Theorie nicht alle Variablen des wirklichen Lebens berücksichtigen kann, stimmt trotzdem diese Weisheit: Wenn man mehr Kalorien aufnimmt als verbraucht, wird man zunehmen. Der Körper wird die überschüssige Energie für spätere Zeiten speichern wollen und tut das allzu gern durch die Einlagerung von Fett. Fettgewebe ist ein idealer Energiespeicher.

Moment mal! Hatten wir nicht gerade gesagt, dass die CICO-Theorie nicht stimmt? Doch, sie stimmt. Nur leider kennen wir die Zahlen der Gleichung der Energierechnung nicht, sodass eine Gewichtsregulation oder eine Diät mithilfe der CICO-Methode ungeeignet ist.

Da wir nicht wissen, welche Menge stoffwechselrelevanter Energie wirklich in den Lebensmitteln steckt (Blackbox), und auch nicht wissen, wie viel zugeführte Energie wir verbrauchen (Blackbox), kommt eine Gewichtsregulation nach der CICO-Methode einer Kaffeesatzleserei gleich. Kalorienangepasstes Essen zur Gewichtsreduktion funktioniert nur, wenn wir ein weiteres Instrument in die Berechnung einbeziehen: die Waage!

Nur über die Bestimmung unseres aktuellen Gewichts wissen wir, ob wir zu viele oder zu wenige Kalorien zu uns genommen haben. Dieses Wissen ist allerdings retrospektiv, also in die Vergangenheit gerichtet. Wenn man heute anfangen würde, über seinen Kalorienbedarf hinaus zu essen, wird man das Resultat erst nach einiger Zeit auf der Waage sehen können. Diese Zeitverzögerung haben wir bereits diskutiert. Sie ist unter anderem für den Jo-Jo-Effekt verantwortlich.

Dennoch erlaubt uns nur die Waage eine ungefähre Einschätzung dessen, was in unserem Stoffwechsel bezüglich der Energiebilanz abgelaufen ist. Denn die Ausbeute der Kalorien aus den zugeführten Lebensmitteln hängt – wie beschrieben – nicht nur von der Art der Lebensmittel ab, sondern auch davon, wie wir sie zubereiten, wie wir sie kauen, wie gut sie unser Magen-Darm-System passieren können. Sie hängt von unseren Darmbakterien ab und davon, wie sehr wir die aufgenommenen Kalorien anschließend in unserem Stoffwechsel verbrennen und für Wärme, Bewegung, Immunsystemleistungen, Denkleistungen etc. verbrauchen.

Das alles ist nicht nur von Mensch zu Mensch unterschiedlich, sondern auch von Woche zu Woche, von Tag zu Tag, von Stunde zu Stunde. Nur mit einer Waage haben wir die Möglichkeit, aufgenommene zu verbrauchten Kalorien in Beziehung zu setzen. Wenn man über eine längere Zeit nicht an Gewicht zunimmt und normalgewichtig bleibt, hat man bezüglich seiner Kalorienbilanz vieles richtig gemacht. Nimmt man ungewollt zu, hat man entweder zu viel gegessen oder zu wenig verbrannt.

Manchmal wünsche ich mir, wir hätten solch eine Waage auch zur Verfügung, wenn es um die Beurteilung anderer Nährstoffe geht und nicht nur um die Betrachtung von Energie aus Kalorien. Denn leider verhalten sich Freisetzung, Aufnahme und Stoffwechsel von anderen Nahrungsbestandteilen recht vergleichbar mit denen der Energielieferanten. Aber zum heutigen Zeitpunkt gibt es noch keine Waage, die uns die richtige Versorgung an Mikronährstoffen wie Vitaminen oder Spurenelementen anzeigen würde. Deshalb ist die Versorgung mit Nährstoffen häufig wie ein Blindflug, den wir nicht wirklich unter Kontrolle haben.

Hätten wir einen vergleichbaren Blindflug, den wir mit der Nährstoffaufnahme in unserem Magen-Darm-Trakt tagtäglich akzeptieren, mit unserer Sauerstoffzufuhr durch die Atmung, wären wir wahrscheinlich alle schon nicht mehr am Leben. Wir würden einige Zeit zu viel atmen, also hyperventilieren, zu einer anderen Zeit allerdings an Sauerstoffmangel leiden. Innerhalb kürzester Zeit würde unser Gehirn Schaden nehmen – und wir würden vielleicht sogar sterben. Glücklicherweise machen sich Fehlversorgungen mit Nährstoffen nicht so schnell und nicht so dramatisch bemerkbar. Wir können durchaus eine längere Zeit wenig optimale Mengen an Nährstoffen tolerieren, ohne dass unser Körper gleich Schaden nimmt. Problematisch ist das allerdings, wenn diese Situation über einen längeren Zeitraum bestehen bleibt und nicht beseitigt wird. Dann drohen chronische Erkrankungen, die häufig vom Arzt nicht auf Probleme der Nahrungszufuhr zurückgeführt werden –

weil wir halt keine Nährstoffwaage besitzen, die eine verlässliche Auskunft über Mangelzustände geben könnte.

Selbst wenn wir durch umfangreiche Labor- und Blutuntersuchungen Mikronährstoffe im Körper messen, fehlen uns immer noch individuelle Normbereiche, die eine Bewertung der so erhaltenen Ergebnisse erst ermöglichen würden. Und ich meine hiermit tatsächlich individuelle Normbereiche. Natürlich gibt es umfangreiche Tabellen, in denen wir nachschlagen können, wie hoch bestimmte Nährwerte im Blut sein sollten. Aber im Bereich der Mikronährstoffe ist die individuelle Schwankungsbreite sehr groß und die Laborergebnisse spiegeln nicht immer die Beschwerden wider.

BEISPIEL TESTOSTERON: NORMAL HEISST NICHT UNBEDINGT NORMAL

Verlässliche Normbereiche können wir exemplarisch sehr gut am Testosteron erklären, auch wenn es sich dabei nicht um einen Nährstoff, sondern um ein Hormon handelt. Bei Testosteron sind die Zusammenhänge zwischen Blutwerten und Beschwerden allerdings sehr gut bekannt und Labormessungen werden in der Praxis auch häufig durchgeführt. Deshalb möchte ich kurz einen Ausflug in die Welt der Hormone unternehmen, auch wenn es nur indirekt mit Nährstoffen zu tun hat.

Die männlichen Wechseljahre sind in den vergangenen Jahren in den Fokus des medizinischen Interesses getreten, selbst wenn sich Wissenschaftler noch nicht einig sind, ob es so etwas wie männliche Wechseljahre überhaupt gibt. Wir wissen allerdings, dass bereits im mittleren Lebensalter die Menge des männlichen Geschlechtshormons Testosteron abnimmt. Nahezu gleichzeitig nehmen häufig Beschwerden bei Männern zu, die mit diesem Abfall des Hormons in Zusammenhang stehen könnten: Leistungsminderung, verminderter Muskelaufbau, Müdigkeit, Schweißneigung und nachlassende sexuelle Leistungsfähigkeit sind einige davon.

Wenn wir nun den Patienten anbieten, den Testosteronspiegel im Blut zu messen, erhalten wir ein Ergebnis, das allerdings häufig schwierig zu bewerten ist. Natürlich gibt es Testosteron-Normbereiche für unterschiedliche Altersstufen, sodass wir zumindest eine ungefähre Vorstellung davon haben, ob ein Mangel an Testosteron oder vielleicht sogar ein Überschuss des Hormons vorliegt. Allerdings sagt die durchgeführte Messung nichts über den zeitlichen Verlauf des Testosteronspiegels im Laufe des Lebens des Patienten aus.

So kann es durchaus sein, dass der älter werdende Mann einen für ihn bedeutsamen Testosteronmangel hat, obwohl die Blutuntersuchung normale Werte bescheinigt. Vielleicht hatte der Patient in seiner Jugend einfach höhere Testosteronwerte als vergleichbare Jugendliche und benötigt diese auch. Wenn nun im Laufe des Lebens die Menge an Testosteron langsam absinkt, können schon Beschwerden auftreten, obwohl das Hormon in der Messung noch im Normbereich liegt.

Denn wir dürfen nicht vergessen: Ein Normbereich einer Laboruntersuchung ist auch nichts anderes als eine statistische Streuung. Es nutzt dem einzelnen Mann nichts, wenn 90 % der Männer mit dieser Testosteronmenge glücklich, gesund und zufrieden wären, wenn der Betroffene einen relativen Mangel verspürt.

Da wir aber in der Regel keine Aussagen über die Menge an Testosteron haben, die in der Jugend vorgelegen hat, müssen wir uns leider mit dem statistischen Mittel behelfen. Eine individuelle Aussage lässt sich allerdings anhand der Blutwerte nur schwer treffen. Deshalb müssen immer die individuellen Beschwerden der Patienten berücksichtigt werden, bevor man sich für eine Therapie entscheidet.

Laboruntersuchungen von Nährstoffen in Blut, Urin oder anderen Körperflüssigkeiten können uns allenfalls einen Hinweis darauf geben, ob der individuelle menschliche Stoffwechsel aus dem Gleichgewicht geraten ist. Und genauso wie die Waage bei einer Gewichtsreduktion uns nur verzögert Informationen über unser Ernährungsverhalten gibt, treten auch Veränderungen der Laborwerte mit einer zeitlichen Latenz auf. Diese Tatsachen machen nicht nur die tägliche Arbeit mit den Patienten in der Praxis schwierig, sondern beeinflussen selbstverständlich auch die Ergebnisse wissenschaftlicher Untersuchungen. Von Studien also, die von den Fachgesellschaften herangezogen werden, um Ernährungsempfehlungen auszusprechen.

Eine schwierige Situation, aus der es kaum einen Ausweg gibt. **Wir müssen einfach anerkennen, dass Medizin immer individuell zu betrachten ist und es sich bei der Heilkunst tatsächlich um eine Kunst und nur teilweise um eine Wissenschaft handelt.**

Schlank trotz 1000 kcal am Tag zu viel?

Kennen Sie diese Menschen, die scheinbar alles essen können, ohne auch nur ein Gramm zuzunehmen? Sahnetorten, Kekse, Schokolade, Pommes mit Mayonnaise und Ketchup: All das an einem Tag zu vertilgen und am nächsten Tag auf der Badezimmerwaage keinen Schock zu bekommen, ist sicherlich der Traum vieler meiner Patienten. Aber meistens muss ich zur Enttäuschung aller sagen, dass sich das, was wir essen, irgendwann in unserem Körper niederschlägt. Letztlich bestehen unsere Körperzellen und auch die Stoffe, die für unseren Stoffwechsel verantwortlich sind, aus dem, was wir zuführen.

Wir sollten uns jeden Tag genau überlegen, aus welchen Stoffen wir eigentlich bestehen möchten. »Du bist, was du isst«, predige ich meinen Töchtern und muss trotzdem immer wieder feststellen, dass von Fast Food eine unglaublich starke Faszination ausgeht, die mich als Vater schon das eine oder andere Mal hat verzweifeln lassen. Meine Töchter hätten jedenfalls zurzeit kein Problem damit, nur aus den Bausteinen zu bestehen, aus denen Fast Food eben auch besteht.

Und wenn es dann auch noch, wie beschrieben, Menschen gibt, die scheinbar alles essen können, ohne gesundheitliche Beschwerden davonzutragen oder übergewichtig zu werden, treffen meine Argumente und Predigten auf unverständige Blicke.

Ähnliches mussten die Mitglieder der Arbeitsgruppe von James Levine Ende der 1990er-Jahre gedacht haben. In der amerikanischen Mayo Clinic in Minnesota führten die Wissenschaftler eine interessante Untersuchung durch: Sie wollten herausfinden, ob Menschen, die mehr Kalorien pro Tag essen als sonst, auch zunehmen würden. Das wäre zumindest die allgemeine Alltagserfahrung. Aber wie gesagt: Wir alle kennen Menschen, die sich der Physik von Energie und Schwerkraft scheinbar widersetzen.

Also führten die Wissenschaftler eine Überfütterungsstudie durch. Die Teilnehmer der Untersuchung sollten über einen bestimmten Zeitraum 1000 Kilokalorien pro Tag mehr essen als sonst. Neben dieser Vorgabe gab es eine weitere: Die Teilnehmer sollten nicht mehr Sport machen und sich nicht mehr bewegen als gewöhnlich.

Wenn man genau darüber nachdenkt, eigentlich eine traumhafte Situation für die Studienteilnehmer. Wer möchte nicht gern den Freuden ungehemmten Genusses frönen, ohne sich Sorgen machen zu müssen und ohne vermehrt für die Gesundheit zu schwitzen?

Es kam, wie es kommen musste: Die meisten Studienteilnehmer begannen, langsam zuzunehmen. Essen ohne Reue funktioniert halt nicht! Oder doch?

Die amerikanischen Wissenschaftler fanden jedenfalls heraus, dass es genau diese Menschen gibt, die wir alle nicht wirklich mögen: Mehr essen und nicht zunehmen – das ist möglich. Einige Studienteilnehmer haben nämlich nur wenig oder überhaupt nicht zugenommen, obwohl sie sich täglich überfressen und sich nicht mehr bewegt haben.

Dieses Ergebnis war rechnerisch sehr verwunderlich, denn mathematisch war dieses Phänomen nur schwer greifbar. Zumindest bis Ende der 1990er-Jahre waren mehr oder weniger alle ernst zu nehmenden Ernährungswissenschaftler davon überzeugt, dass in 1 Kilogramm Körperfett ungefähr 7000 Kilokalorien stecken. Rechnerisch müssten deshalb bei einer Überfütterung von 1000 Kilokalorien pro Tag die Teilnehmer der Studie innerhalb einer Woche 1 Kilogramm Körperfett zugelegt haben.

Die Zahlenspiele der Umrechnungen aufgenommener Kilokalorien in Körperfett können zu ganz erschreckenden Erkenntnissen führen: Nehmen Sie mal an, Sie würden jeden Tag eine Scheibe Knäckebrot über Ihren Bedarf essen. Und ich rede hier von einer Scheibe Knäckebrot ohne Butter und ohne Käse. Wirklich nur die trockene Scheibe. Schaut man in gängige Nährwerttabellen, findet man schnell heraus, dass genau jene Scheibe rund 40 Kilokalorien enthält.

Bei 365 Tagen im Jahr würde also der tägliche Verzehr einer einzigen Knäckebrotscheibe ein zusätzliches Kalorienplus von 14 600 Kilokalorien bedeuten. Wenn wir das in Relation zur Speicherfähigkeit der Energie von Körperfett setzen, bedeutet das, dass am Ende des Jahres 2 Kilogramm mehr auf der Badezimmerwaage angezeigt werden. Erschreckend!

Da sich diese Situation allerdings nicht im Alltag widerspiegelt, ist es sinnvoll, sich die Studie der Wissenschaftler aus Minnesota etwas genauer anzuschauen.

James Levine und seine Mitarbeiter überfütterten also die Studienteilnehmer mit 1000 Kilokalorien pro Tag und gaben die Anweisung, während der Studie keinen zusätzlichen Sport zu machen.

Und in der Tat nahmen – wie gesagt – die meisten Studienteilnehmer zu, einige konnten allerdings ihr Gewicht trotz der vermehrten Nahrungszufuhr halten.

Die Forscher standen vor einem Rätsel. »Wir haben alles gemessen, dachten wir doch, dass wir irgendwelche magischen Stoffwechselfaktoren finden würden, die erklären würden, warum einige Menschen nicht an Gewicht zunehmen«, sagte Dr. Michael Jensen, einer der Wissenschaftler, die an der Studie beteiligt waren.

Allerdings gab es keine magischen Stoffwechselfaktoren, die erklären konnten, warum einige Studienteilnehmer essen konnten, ohne Fettpölsterchen anzusetzen.

Schließlich führten die Wissenschaftler eine zusätzliche Untersuchung durch: Sie zeichneten die Bewegungen der Teilnehmer im Laufe eines Tages mit einer verdrahteten Hightech-Unterwäsche auf. Und jetzt wurde schnell klar, wo die zusätzlich aufgenommenen Kalorien verschwanden: Trotz Sportverbot bewegten sich die Studienteilnehmer, die nicht zugenommen hatten, doch mehr. Unbewusst! Die Menschen, die zur Gruppe derjenigen gehörten, die nur wenig oder gar nicht zunahmen, führten nämlich unbewusst Mikrobewegungen durch. Sie zappelten auf der Stelle herum, konnten nicht mehr stillsitzen, erledigten mehr Tätigkeiten im Haushalt oder liefen den Flur im Büro herum. Alles ohne Plan, ohne Vorsatz und ohne Schuldbewusstsein.

Die Studienteilnehmer, die ihr Gewicht schön konstant halten konnten, brachten also die Veranlagung mit, zugenommene Energie in körperliche Aktivität umzuwandeln. Wahrscheinlich ist diese Eigenschaft den Menschen genetisch in die Wiege gelegt worden. Ich bezeichne diese Eigenschaft als »Zappelgene« – und muss leider immer wieder feststellen, dass ich diese genetische Eigenschaft leider nicht mitbringe. Meine Eltern haben mir »Couchgene« vererbt. Wenn ich mehr Kalorien zu mir nehme als sonst, werde ich müde und lege mich auf die Couch. Die besten Voraussetzungen also, schnell das Gewicht zu erhöhen.

Dieses Schicksal teile ich mit den Probanden der amerikanischen Studie, die an Gewicht zulegten. Diese saßen nämlich im Durchschnitt zwei Stunden am Tag länger herum als die Teilnehmer, die angefangen hatten zu zappeln.

Warum Studienergebnisse für den Einzelnen irrelevant bleiben

Es bleibt allerdings festzuhalten, dass mindestens bereits Ende der 1990er-Jahre Wissenschaftlern bekannt war, dass Menschen unterschiedlich auf Nahrungszufuhr reagieren. Dennoch hält sich bis heute die Vorstellung, dass alle Menschen gleich seien und es eine ideale Ernährung für alle geben sollte.

Dieser Glauben führt nicht selten dazu, dass Ernährung heute sehr religiös und absolut gesehen wird: Was ich tue, ist richtig – und trifft für alle Menschen zu. Ich muss also nur andere Menschen bekehren und schon ist die Welt ein besserer Platz zum Leben.

Aber wie wir jetzt wissen, funktioniert genau diese Gleichmacherei beim Menschen nicht. Werfen wir nur mal einen Blick auf zwei einfache Lebensmittel, die sicherlich jeder von uns schon gegessen hat: Brot und Haferflocken. Beide Lebensmittel bestehen zum großen Teil aus Kohlenhydraten. Und wie wir in den vorherigen Kapiteln bereits gesehen haben, führt die Aufnahme von Kohlenhydraten zu einer vermehrten Ausschüttung von Insulin im Körper.

Isst man also Kohlenhydrate, schüttet die Bauchspeicheldrüse das Hormon Insulin aus, was unter anderem dazu führt, dass der zunächst durch die Aufnahme der Kohlenhydrate angestiegene Blutzuckerspiegel wieder absinkt. Diesen Abfall des Blutzuckerspiegels aufgrund der Ausschüttung von Insulin bemerken wir teilweise als erneutes Hungergefühl, das einige Zeit nach dem Essen auftreten kann. Hierbei ist nicht nur der absolute Blutzuckeranstieg bedeutsam, sondern auch die Zeit, in denen Anstieg und Abfall auftreten. Je langsamer es zu einem Anstieg und Abfall des Blutzuckers kommt, desto weniger bemerken wir ihn. Wir Ärzte gehen heutzutage davon aus, dass gerade starke Blutzuckerspitzen und massive Ausschüttungen von Insulin in kurzer Zeit unseren Körper und Stoffwechsel stark belasten. Wenn Sie sich etwas Streuzucker nehmen und ihn an die Lippe und auf die Zunge bringen, bemerken Sie nicht nur, dass Zucker süß schmeckt. Sie bemerken vor allem auch, dass Zucker klebrig ist. Und genau diesen Effekt hat auch der molekulare Zucker in unserem Körper: Er verklebt Gefäße und karamellisiert unsere Zellen.

Aus der Trickkiste des Hausarztes

Der Karamellisierungsgrad der Blutkörperchen

Diese Umzuckerung von Zellen, die mit einer Karamellschicht kandierter Äpfel vergleichbar ist, machen wir Ärzte uns in der Praxis täglich zunutze. Bei der Betreuung von Patienten mit einer Zuckerkrankheit (Diabetes mellitus) messen wir nämlich nicht nur den Blutzuckerspiegel, sondern auch den sogenannten HbA1c-Wert.

Dieser Wert beschreibt grob den Karamellisierungsgrad der roten Blutkörperchen. Wenn unsere roten Blutkörperchen mit viel Zucker in Kontakt gekommen sind, steigt der HbA1c-Wert in unserem Blut an. Hierbei ist es nicht nur bedeutsam, ob die Zellen mit einem absolut hohen Zuckerspiegel im Blut umspült wurden, sondern auch die Zeit, in der sie sich in »süßem Blut« befunden haben.

Da rote Blutkörperchen ungefähr 120 Tage leben und der Zuckermantel um sie herum nicht abgebaut wird, haben wir mit dem HbA1c-Wert die Möglichkeit, einen Blick in die vergangenen drei Monate des Stoffwechsels des Patienten zu werfen. Anhand des HbA1c-Werts können wir also ablesen, wie häufig der Patient einen erhöhten Blutzuckerspiegel hatte.

Die Bestimmung dieses Werts ist Gold wert! Viele Diabetiker versuchen ja, bevor sie zum Arzt gehen, ihre Ernährung möglichst gesund zu gestalten. Fast keiner würde auf den Gedanken kommen, vor dem Arztbesuch morgens noch ein Stück Sahnetorte zu essen. Schließlich möchte man das gesunde und nicht das ungesunde Verhalten in den Vordergrund stellen. Die Bestimmung des HbA1c-Werts erlaubt uns allerdings, die kurze gesunde Ernährungsweise auszublenden und quasi einen Mittelwert der Kohlenhydraternährung in den vergangenen drei Monaten zu erkennen. Ich weiß, eigentlich ist das ziemlich gemein. Aber wir Ärzte tun das mit einem hehren Ziel: Wir wollen die optimale Blutzuckereinstellung für unseren Patienten erzielen.

Das Verkleben von Zellstrukturen durch Zucker hat weitreichende gesundheitliche Konsequenzen. Wir wissen heute, dass der Zuckerstoffwechsel einen wesentlichen Anteil bei der Entwicklung von Zivilisationskrankheiten wie der koronaren Herzerkrankung, aber auch an Entzündungen und wahrscheinlich auch bei der Tumorentstehung hat. Ein allgemeiner gesundheitlicher Rat, den man in Arztpraxen erhält, ist also, Blutzuckerspitzen zu vermeiden.

Brottyp versus Haferflockentyp

Werfen wir einen Blick auf die Haferflocken und das Brot, große Kohlenhydratquellen unserer täglichen Ernährung. Erstaunlicherweise zeigen aktuelle Untersuchungen, dass es Menschen gibt, die auf diese beiden Kohlenhydratquellen mit völlig unterschiedlichen Blutzuckerreaktionen reagieren. Bei einigen Menschen erzeugen Haferflocken einen überaus starken Anstieg des Blutzuckers, während bei anderen Personen der Zuckerspiegel nur wenig reagiert. Auf der anderen Seite gibt es Personen, die auf Vollkornbrot mit einer extrem starken Blutzuckerreaktion antworten, bei Haferflocken allerdings nur wenig. Forscher teilen diese

Personen in unterschiedliche Typen ein: Es gibt den Brottyp, den Haferflockentyp und den Mischtyp.

Auch hier finden wir wieder eine Gemeinsamkeit innerhalb der einzelnen Typen: die Zusammensetzung des Mikrobioms, also die Verteilung der Darmbakterien. Erneut sind unsere Mitbewohner dafür mitverantwortlich, wie wir auf die zugeführte Nahrung reagieren.

Doch wenn es zunächst wie reine Medizintheorie klingt, dass einige Menschen mit unterschiedlichen Stoffwechselreaktionen auf Haferflocken oder Brot reagieren, hat das doch eine immense Bedeutung für unser Leben. Reagieren Sie beispielsweise mit einem übermäßig starken Blutzuckeranstieg auf Haferflocken, sind Haferflocken in Ihrer Ernährung wahrscheinlich nicht optimal. Sie haben schnell hohe Blutzuckerspiegel im Blut, diese können Körperstrukturen verkleben und schädigen und werden nur durch einen starken Anstieg von Insulin im Zaum gehalten.

Das stark angestiegene Insulin hat allerdings ebenfalls einen negativen Effekt auf Ihren Körper; so setzt es zum Beispiel Wachstumsreize bei Zellen, die nicht wachsen sollen. Und der starke Anstieg des Blutzuckerspiegels mit der folgenden Ausschüttung von Insulin führt zu einem schnellen Auf und Ab der Kohlenhydrate im Blutstrom und ruft einige Zeit nach dem Essen erneuten Heißhunger hervor. Wie ferngesteuert laufen dann einige Menschen zum Kühlschrank und essen erneut etwas. Der Kreislauf beginnt von vorn.

Menschen, die übermäßig auf Haferflocken reagieren, sollten ihren Tag vielleicht nicht mit einem Müsli starten, selbst wenn das landläufig als gesund gilt. Was für den einen Menschen funktioniert, funktioniert halt nicht bei jedem. Die Aussage »Ein Haferflockenmüsli hält mich einfach nicht satt« stimmt also tatsächlich bei einigen Menschen, auch wenn sie bei anderen verständnislose Blicke hervorruft. Menschen, die ein Haferflockentyp sind, sollten den Tag lieber mit Haferflocken beginnen. Wer ein Brottyp ist, besser mit Brot.

Und wie findet man heraus, welcher Typ man ist? Da bleibt zunächst nur die strenge und schonungslose Eigenbeobachtung.

Bekommen Sie einige Zeit nach dem Verzehr von Brot Hunger, ist die Wahrscheinlichkeit hoch, dass Ihr Blutzuckerspiegel und die Ausschüttung von Insulin auf Brot besonders stark reagieren. Wahrscheinlich sind Sie eher ein Haferflockentyp. Versuchen Sie einige Zeit, Ihren Tag mit einer Brotmahlzeit zu starten, und beobachten Sie sich über die folgenden Stunden. Führen Sie im Folgenden einige Tage den gleichen Versuch mit Haferflocken am Morgen durch. Welche Ernährungsform ist für Sie die richtige?

Wollen Sie es wissenschaftlich ganz genau wissen, müssten Sie Ihren Blutzuckerspiegel vor und nach den jeweiligen Mahlzeiten messen. Am einfachsten geht das mit Sensoren, die man wie ein Pflaster auf die Haut klebt. Diese können mit einem Smartphone ausgelesen werden und man spart sich die umständliche Pikserei in die Finger.

Ich persönlich glaube, dass die individuelle Blutzuckermessung über einen längeren Zeitraum und das Abgleichen mit der jeweiligen Ernährung die Zukunft sein wird, wenn wir Interventionen zur Gewichtsreduktion planen. Hier gilt wieder: Menschen sind zu unterschiedlich, um eine einzige allgemeingültige Ernährungsempfehlung aussprechen zu können.

Smarte Trennkost: Erst den Käse, dann die Gummibärchen

Vor einiger Zeit stand meine Nachbarin vor mir, die ich längere Zeit nicht gesehen hatte. Ich war völlig erschrocken zu sehen, wie sehr sie abgenommen hatte.

»Wie hast du das denn geschafft, so viel abzunehmen?«, fragte ich.

»Trennkost«, antwortete sie.

Ich war etwas verwundert, denn Trennkost kannte ich nur als Ernährungsform der 1980er-Jahre, die meine Mutter teilweise durchführte, wenn sie ein paar Kilogramm loswerden wollte. Die Theorie war, Kohlenhydrate morgens und abends und Eiweiß mittags zu essen. Lebensmittel wurden in drei Gruppen eingeteilt: die neutralen Lebensmittel (zum Beispiel Gemüse, Salate, Erdnüsse und Milchprodukte mit mindestens 60 % Fett), die Eiweißgruppe (zum Beispiel Fleisch, Fisch und Meeresfrüchte sowie magere Milchprodukte) und die Gruppe der Kohlenhydrate (also Brot und Kuchen aller Art, Nudeln, Kartoffeln oder Reis).

Die Deutsche Gesellschaft für Ernährung (DGE) rät allerdings von der Trennkost ab und betrachtet die Theorie als wissenschaftlich nicht haltbar. Und viele Ernährungswissenschaftler halten die Trennkost als nicht geeignet für eine Gewichtsabnahme. Umso erstaunter war ich, dass meine Nachbarin mithilfe dieser Ernährungsform so viel abgenommen hatte.

»Ich habe mich von meinem Mann getrennt«, lachte sie, nachdem sie meinen fragenden Blick gesehen hatte, »also Trennkost.«

Dieses Phänomen passte wieder in mein Weltbild, denn ich erlebe häufig, dass Menschen in Stresssituationen an

Gewicht verlieren. Einige nehmen zu, andere nehmen eben ab. Auch hier steht die Individualität im Vordergrund.

Was ist aber dran am Trennen von Lebensmitteln? Ist es wirklich wichtig, in welcher Reihenfolge wir Nährstoffe zu uns nehmen und ob wir bestimmte Nahrungsinhaltsstoffe voneinander trennen?

Auch wenn die DGE Trennkost als nicht sinnvolle Ernährungsform betrachtet, hat es doch einen Einfluss darauf, welche Lebensmittel man miteinander verbindet und gleichzeitig isst und bei welchen Lebensmitteln man Abstand hält.

Als Moderator der Fernsehsendung »Hauptsache Gesund« im MDR traf ich jede Woche viele interessante Experten aus der medizinischen Wissenschaft. Vor der Sendung, die jede Woche live ausgestrahlt wurde, hatte ich die Möglichkeit, mich mit den Experten in aller Ruhe zusammenzusetzen und die Sendung durchzusprechen. In diesem Vorgespräch nahmen wir uns die Zeit, die geplanten Themen zu vertiefen. Nicht selten kam es vor, dass wir direkt für die nächste Sendung jede Menge neue Themenideen mitnahmen.

Ich erinnere mich an einen Diabetes-Experten, der uns von einem Versuch erzählte, den er durchgeführt hatte. Er hatte jungen gesunden Menschen eine Handvoll Gummibärchen zu essen gegeben und vor dem Essen und danach jeweils den Blutzuckerspiegel bestimmt. Wie zu erwarten war, stieg der Blutzuckerspiegel nach der zuckerreichen Gummibärchenmahlzeit extrem an. Völlig klar, Alltagswissen: Gummibärchen sind nicht gesund.

Erstaunlich war allerdings der zweite Versuch, den der Kollege durchführte: An einem anderen Tag gab er den gleichen Menschen wieder eine Handvoll Gummibärchen zu essen, achtete allerdings darauf, dass die Teilnehmer des Versuchs vorher eine Portion Käse aßen. Wieder die Messung der Blutzuckerspiegel, diesmal allerdings mit einem anderen Ergebnis: Der Anstieg des Blutzuckerspiegels nach den Gummibärchen war nicht mehr so stark und blieb in einem moderaten Rahmen.

Sind Gummibärchen also tatsächlich gesünder, wenn man vorher Käse zu sich nimmt?

In der Tat scheint es so zu sein. Die Aufnahme von Eiweiß kurz vor der Aufnahme von Kohlenhydraten beeinflusst den Anstieg des Blutzuckerspiegels. Das ist eine medizinisch extrem wertvolle Erkenntnis. Der schnelle und übermäßige Anstieg des Blutzuckerspiegels ist, wie wir bereits gelernt haben, ungesund und gefährlich. Wenn man durch irgendwelche Maßnahmen in der Lage ist, diesen Anstieg abzubremsen und zu mildern, hat das auf den Körper extrem positive Auswirkungen. Und hierfür benötigt man anscheinend nicht mal Medikamente, sondern lediglich ein Stück Käse.

Aus diesem einfachen Versuch können wir eine sehr weitreichende Erkenntnis ziehen: Isst man morgens ein Marmeladen- und ein Käsebrötchen, sollte man auf jeden Fall mit dem Käsebrötchen beginnen. Erst herzhaft, dann süß. Dadurch mildert man die negativen Auswirkungen einer süßen Mahlzeit ab.

Die Erkenntnis aus dem Gummibärchenversuch kann man nicht hoch genug einschätzen. Dahinter verbirgt sich eine ernährungswissenschaftliche Revolution.

Erstens ist die Reihenfolge der Nahrungsaufnahme wichtig! Es kommt nicht nur darauf an, was man isst, sondern auch darauf, wann man etwas isst. Möchte man einen süßen Brotaufstrich genießen – und das sollten wir gar nicht verteufeln, vielleicht ist es für die Person wichtig, das zu tun (siehe auch vorheriges Kapitel über Depressionen und Nahrung) –, mag es vielleicht sinnvoll sein, zunächst das Herzhafte zu essen, um den Kohlenhydrat- und Insulinstoffwechsel positiv zu beeinflussen.

Noch eine zweite revolutionäre Erkenntnis steckt dahinter: Man kann die schädigende Wirkung bestimmter Nährstoffe durch die zusätzliche Zufuhr anderer Nährstoffe abmildern oder positive Wirkungen von Nährstoffen herausarbeiten.

Dieses Phänomen kennen wir bereits aus der medizinischen Zufuhr von Vitaminen. Wie wir alle wissen, nehmen wir Vitamine über unsere Ernährung immer in komplexer Form zu uns. Ein Apfel enthält nicht nur ein Vitamin, sondern ein Gemisch verschiedener Nährstoffe. Diese wirken miteinander in einem komplexen Geflecht aus Wechselwirkungen. **Niemals ist es der Natur eingefallen, ein Lebensmittel wachsen zu lassen, das aus einem einzigen Stoff besteht.** Nur wir Menschen haben die Vitamintablette erfunden, die ein einzelnes Vitamin enthält.

Mehr Muskelwachstum ohne Vitamintabletten

Genau diese Vitamintablette kann für uns gefährlich sein. Nehmen wir exemplarisch Vitamin E, ein fettlösliches Vitamin mit antioxidativen Eigenschaften. Diese antioxidativen Eigenschaften sind es, die viele Menschen weltweit dazu bewegen, Vitamin E in Pillenform zu sich zu nehmen. Schließlich können diese Vitamintabletten dazu führen, freie Radikale in unserem Stoffwechsel abzufangen, die für Zellschäden verantwortlich gemacht werden.

Interessanterweise bildet Vitamin E bei seiner Tätigkeit, diese Radikale zu eliminieren, selbst zellschädigende Substanzen. In der Natur ist das ohne Bedeutung, denn Vitamin E kommt nicht allein vor, sondern in einem komplexen Gemisch mit anderen antioxidativ wirksamen Stoffen, beispielsweise Vitamin C. Nimmt man allerdings Vitamin E in Form einer Pille als Einzelsubstanz zu sich, kann es sein, dass durch den Stoffwechsel vom Vitamin E die eigenen Zellen geschädigt werden. Ich rate deshalb all meinen Patienten, wenn sie schon Vitamintabletten schlucken, dass sie das immer zusammen mit einem Apfel tun. Denn der Apfel enthält natürliche Nährstoffe, die eine eventuell schädigende Wirkung der Nahrungsergänzungsmittel abfangen können.

Ob es überhaupt sinnvoll ist, mit Nahrungsergänzungsmitteln Jagd auf freie Radikale zu machen, sei dahingestellt. Es scheint so zu sein, dass freie Radikale nicht immer so böse sind wie der Ruf, der ihnen in den vergangenen Jahren vorauseilte. Vielleicht haben freie Radikale in unserem Körper sogar positive Wirkungen, die wir zunichtemachen, wenn wir sie mit Nahrungsergänzungsmitteln aus dem Körper vertreiben.

Diese Theorie untersuchten Wissenschaftler 2014 und veröffentlichten das Ergebnis im renommierten »Journal of Physiology«.

Die Forscher untersuchten Sportler, die regelmäßig in ein Fitnessstudio gegangen sind, um ihre Muskeln mittels Krafttraining zu stählen. Wie es sich für Sportler gehörte, wurden die gestemmten Gewichte im Laufe des Trainings nach und nach erhöht. Die Wissenschaftler entnahmen kleine Proben von Muskelgewebe der Trainierenden, um herauszufinden, wie sich die Muskeln im Laufe des Trainings veränderten. Die Forscher unterteilten die Sportler in zwei Gruppen: Die eine nahm ein hoch dosiertes Vitaminpräparat ein, das 1000 Milligramm Vitamin C und 235 Milligramm Vitamin E enthielt. Die andere Gruppe bekam ein wirkungsloses Placebo.

Bei der feingeweblichen Untersuchung des Muskelgewebes fanden sich deutliche Unterschiede zwischen beiden Gruppen: Die Muskelzellen der Probanden, die das Vitaminpräparat einnahmen, produzierten weniger Eiweiße. Auch in der Muskelkraft schnitten die Sportler, die das Nahrungsergänzungsmittel einnahmen, schlechter ab.

Die Zusammensetzung von Vitamin C und Vitamin E hat anscheinend verhindert, dass der Körper nach dem Krafttraining die Muskeln reparieren und die Zellen erneut aufbauen konnte.

Aus sportmedizinischer Sicht kann man dieses Phänomen leicht erklären. Ein Muskeltraining findet nach folgendem Prinzip statt: Mittels Belastung schädigt man den trainierten Muskel etwas, man verletzt ihn. Der Körper reagiert auf diese kleine Verletzung mit einer Anpassungsreaktion. Der leicht zerrissene Muskel kräftigt sich, wächst etwas und wird stärker. Eine sehr sinnvolle Anpassungsreaktion. Es ist, als würde der Körper sagen: »Auwei! Das war aber eine starke Belastung. Ich passe mich lieber an, denn es könnte ja sein, dass bald wieder so eine Belastung kommt.«

Jedes sportliche Training funktioniert nach diesem Prinzip. Man setzt einen Reiz, der über dem normalen alltäglich erlebten Reiz liegt, und erwartet eine Anpassungsreaktion des Körpers.

Anscheinend spielen bei der muskulären Anpassungsreaktion freie Radikale eine wesentliche Rolle. Fängt man die freien Radikale durch die Zufuhr von Nahrungsergänzungsmitteln mit antioxidativen Eigenschaften ab und beseitigt sie, hat man einen verminderten Trainingseffekt. Die Einnahme von Vitamin C und Vitamin E während eines Trainings vermindert also die Leistungsfähigkeit.

Nun sind wir nicht alle Leistungssportler und nicht jeder von uns macht Krafttraining, dennoch hat dieser Versuch weitreichende Konsequenzen für jeden von uns.

So absurd es klingt: Zum Überleben benötigt unser Körper Schädigungen. Wir liegen nicht auf einer gut gepolsterten Couch in einem wohltemperierten Glashaus, sondern bewegen uns in einer Umwelt voller Gefahren und Stressfaktoren. Und mit diesen schädigenden Einflüssen muss unser Körper lernen umzugehen. Es ist wie mit der alten Weisheit: Was uns nicht umbringt, macht uns stark. Wir brauchen im Laufe des Lebens Mikroschädigungen, damit unser Körper sich für größere Schäden wappnen kann.

Befreit man den Körper durch die Zufuhr von Nahrungsergänzungsmitteln mit antioxidativen Eigenschaften von der Last freier Radikale, nimmt man ihm die Chance, selbst auf schädigende Einflüsse reagieren zu können. Man packt seinen Körper quasi auf die weiche Couch im Glashaus. Alles gut, solange die Couch weich und das Glashaus geschlossen ist. Aber so ist unser Leben nicht, unser Glashaus bekommt im Alltag Risse. Es gibt Momente, in denen man nicht dauerhaft und kontinuierlich eine ausreichende Menge Vitamine und Mineralstoffe aus den eingenommenen Nahrungsergänzungsmitteln im Blut hat. Und wenn dann der Körper verlernt hat, auf natürliche Weise mit Stressfaktoren umzugehen, kommt es zur Katastrophe. Die Eigenregulation ist gestört, der Körper ist überfordert, Zellen werden geschädigt.

Was rate ich also meinen Patienten in Bezug auf Nahrungsergänzungsmittel? Zunächst einmal empfinde ich die Zufuhr von Nahrungsergänzungsmitteln als Intervention, also als zielgerichtete Tätigkeit, um eine bestimmte Wirkung hervorzurufen. Die allgemeine Gabe von Multivitaminen finde ich nicht nur sinnlos, sondern aus den genannten Gründen auch gefährlich.

Es mag durchaus sinnvoll sein, einzelne Nährstoffe gezielt in künstlicher Form zuzuführen, zum Beispiel bei Mangelzuständen oder um die pharmakologische Wirkung von Vitaminen oder Mineralstoffen auszunutzen. So kann meines Erachtens die Gabe von hoch dosiertem Vitamin C, auch als Infusion, bei bestimmten gesundheitlichen Problemen geeignet sein. Streng genommen handelt es sich dabei allerdings nicht um eine Nahrungsergänzung, sondern um eine medizinische Therapie, die immer gemeinsam mit dem Arzt durchgeführt werden sollte.

Die gezielte Gabe einzelner Nährstoffe zur Beeinflussung unserer Gesundheit kann sinnvoll sein. Allerdings sollte immer versucht werden, das mit natürlichen Lebensmitteln zu erreichen. Nur so können wir die Kraft der Natur nutzen, die es sehr praktisch eingerichtet hat, zum einen schädigende Wirkungen durch genau die richtige Zusammensetzung der Einzelstoffe zu vermindern und zum anderen Wirkungsverstärkungen durch die richtige Nährstoffkombination hervorzurufen. Eine Leistung, die uns im pharmakologischen Chemielabor noch nicht gelungen ist!

Die Gabe künstlicher Nahrungsergänzungsmittel empfehle ich allerdings nur in enger Rücksprache mit dem eigenen Arzt. Sie ist aber häufig nicht notwendig, da die Natur oft genügend heilende Wirkung besitzt. Und meistens müssen wir gar nicht in den Bereich der höchsten Dosierung vordringen, um eine gesundheitliche Wirkung hervorzurufen. Schließlich ist es eher die Kombination verschiedener Nährstoffe, die sich gegenseitig in der Wirkung verstärken.

In meiner Sprechstunde versuche ich also eher, möglichst auf die Ernährung meiner Patienten einzuwirken als ein Rezept für eine Nahrungsergänzung auszustellen.

Von Erkenntnissen und Referenzwerten

Pfefferminze – nicht immer harmlos

Wie komplexe Nährstoffe aus der Natur unseren Körper beeinflussen können, wenn wir sie tatsächlich in ihrer natürlichen Form belassen, und was passiert, wenn wir einzelne Inhaltsstoffe der Pflanzen extrahieren und hoch konzentriert anwenden, kann vielleicht gut am Beispiel der Pfefferminze erklärt werden.

Pfefferminze ist eine Heil- und Gewürzpflanze und wurde 2004 sogar zur Arzneipflanze des Jahres gekürt. Ihre Blätter enthalten unter anderem ein ätherisches Öl und werden gern als Tee verwendet. Ein wichtiger Inhaltsstoff ist das sogenannte Menthol, das vor allem in den älteren Blättern zu finden ist.

Pfefferminze wirkt anregend auf den Gallenfluss und die Gallensaftproduktion, aber auch krampflösend bei Beschwerden im Magen-Darm-Bereich. Daneben wirkt die Pfefferminze gegen Bakterien und Viren. Deshalb wird sie häufig bei Gallenbeschwerden oder auch bei Magen-Darm-Beschwerden erfolgreich eingesetzt. Die Wirkung der Pfefferminze auf unseren Magen-Darm-Trakt ist relativ mild, sie kann aber trotzdem gegen Völlegefühl und Blähungen helfen. Sicherlich kennt jeder die wohltuende Wirkung von Pfefferminztee bei Magen-Darm-Infektionen.

Bereiten wir einen Tee zu, stellen wir genau genommen ein wässriges Extrakt aus der Pflanze her, indem wir die

Blätter mit heißem Wasser übergießen und die Inhaltsstoffe aus der Pflanzenmatrix in das Wasser überführen. Wir haben sozusagen ein kleines pharmazeutisches Chemielabor bei uns in der Küche.

Allerdings lässt sich das ätherische Öl der Minze auch außerhalb der Küche, nämlich industriell, extrahieren. Das wird im Fall der Pfefferminze unter anderem gemacht, um ein hochwirksames Medikament gegen Kopfschmerzen herzustellen.

In der Apotheke kann man pfefferminzölhaltige Arzneimittel kaufen, die wirklich hervorragend gegen Spannungskopfschmerzen und Migräne wirken und häufig die Gabe starker Schmerzmittel unnötig machen.

Das industrielle Pfefferminzölextrakt wird mit einer Art Stift auf Triggerpunkte des Gesichts und der Kopfhaut aufgetragen und führt innerhalb kürzester Zeit zu einer deutlichen Schmerzreduktion. In meiner Praxis setze ich es sehr gern bei Patienten mit Kopfschmerzen und sogar mit Migräne ein.

Wie das Pfefferminzöl bei der Bekämpfung des Schmerzes wirkt, ist heute wissenschaftlich recht gut untersucht. Zum einen scheint es eine zentrale Schmerzblockade hervorzurufen, bei der körpereigene Systeme zur Schmerzabwehr aktiviert werden. Das Gehirn wird quasi angeregt, sich selbst vor Schmerzen zu schützen. Hierfür sind sogenannte Ester wie Menthylacetat verantwortlich, die im Pfefferminzöl vorkommen. Sie schütten Endorphine aus, sozusagen ein körpereigenes Morphium. Das Geniale am körpereigenen Morphium im Vergleich zu von außen zugeführten Betäubungsmitteln ist, dass wir selbst produzierte Endorphine nicht überdosieren können und keinerlei Nebenwirkungen zu erwarten haben. Dennoch wirken die Endorphine hervorragend gegen Schmerzen.

Aber Menthylacetat hat neben der Ausschüttung von Endorphinen weitere Wirkungen. So verändert es in unserem Körper bestimmte Botenstoffe, die bei der Schmerzentstehung eine Rolle spielen, unter anderem das Serotonin, das wir bereits als Botenstoff für Glücksgefühle kennengelernt haben.

Pfefferminzöl kann unsere Muskulatur entkrampfen, wie wir das auch von sogenannten Muskelrelaxantien kennen. Diese Medikamente werden bei Spannungskopfschmerzen oder Beschwerden der Halswirbelsäule mit Nackenschmerzen ebenfalls routinemäßig eingesetzt. Allerdings haben diese Medikamente durchaus Nebenwirkungen, zum Beispiel Schläfrigkeit oder beeinträchtigtes Reaktionsvermögen. Diese Nebenwirkungen kennen wir vom Pfefferminzöl nicht. Dennoch kommt es auch bei der pflanzlichen Alternative zu einer sehr zuverlässigen Entkrampfung der Muskulatur und einer Herabsetzung der Schmerzempfindlichkeit.

Also kann man sagen, Pfefferminzöl ist gut und Chemie ist schlecht? Nein, kann man nicht! Das industriell extrahierte Pfefferminzöl ist nämlich nicht mehr mit den einzelnen Blättern der Pfefferminzpflanze vergleichbar. Es ist so hoch konzentriert, dass es durchaus Nebenwirkungen und bedeutsame Gefahren mit sich bringt. Zum Beispiel sollte das auf diese Weise entstandene Medikament nicht bei Kindern angewandt werden, da es zu lebensbedrohlichen Krämpfen im Kehlkopfbereich kommen kann. Auch Schwangere sollten Pfefferminzöl nicht verwenden, da Wehen vorzeitig einsetzen können.

Durch die pharmazeutische Bearbeitung der Pflanze ist ein Medikament entstanden, das zwar eine erhöhte Wirksamkeit aufweist, allerdings auch neue Nebenwirkungen hat. Die Verarbeitung eines natürlichen Stoffes beeinflusst also seine Wirkung, aber auch seine Risiken. Legen Sie zum Beispiel Hanf auf Ihren Salat, haben Sie einen Hanfsalat, rauchen Sie Hanf, eine Droge. Diesen Zusammenhang kann man sich recht einfach vorstellen. Letztlich ist eine Pflanze zwar ein relativ komplexes Gebilde, aber in der Struktur doch recht durchschaubar: Erhitzt man sie, entstehen Stoffe, die vorher nicht da waren. Übergießt man sie mit heißem Wasser, kann man Inhaltsstoffe herausziehen. Und extrahiert man diese Stoffe und konzentriert sie im Reagenzglas, erhält man Wirkungen, die man mit der reinen Pflanze nicht bekommt. Alles relativ vorhersagbar.

Krebs durch Fleisch

Mögen Sie Eier? Beantworten Sie die Frage mit einem Ja, machen Sie gesundheitlich vielleicht einiges richtig, zumindest wenn man den Befürwortern von Eiern glaubt. Unter der Schale vom Ei stecken nämlich viele Nährstoffe, zum Beispiel Vitamin A, die Vitamine B_1 und B_2 sowie die Vitamine E und K. Daneben gilt das Eiweiß von Eiern als sehr gut verdaulich und biologisch wertvoll. Auch Mineralstoffe wie Kalzium, Phosphor, Eisen, Natrium und Kalium kommen im Ei in höherer Menge vor. Lange Zeit galt ein Ei als Cholesterinbombe, neue Untersuchungen zeigen allerdings, dass das Cholesterin, das übrigens ausschließlich im Eigelb vorhanden ist, gar nicht in der Menge vom Körper aufgenommen wird, wie wir lange befürchteten. Deshalb ist ein Konsum von Eiern nur in den seltensten Fällen für einen erhöhten Cholesterinspiegel verantwortlich.

Ich möchte aber gar kein Loblied auf Eier singen, nichts

liegt mir ferner. Mir geht es bei der Frage nach Ihren persönlichen Vorlieben eher um folgende Erkenntnis: Umfragen zufolge wünschen sich viele Verbraucher ein kräftiges orangefarbenes Eigelb.

Das Erstaunliche und Bemerkenswerte daran ist, dass die Eierproduzenten diesen Wünschen der Kunden tatsächlich nachkommen. Das ist verständlich, schließlich isst das Auge mit. Auf den Geschmack hat die Farbe des Eidotters nämlich keinen Einfluss, ganz egal, ob es blassgelb oder tieforange ist – die Eier schmecken immer gleich.

Wahrscheinlich fallen wir Menschen auf unsere Evolution herein. Über viele Jahrtausende hinweg waren dunkle und rötliche Lebensmittel häufig nahrhafter. Der Körper hat sich an diese von der Natur vorgegebene Farbverteilung gewöhnt und empfindet daher solch farbige Lebensmittel als schmackhafter. Denken Sie nur mal an rote und grüne Weintrauben. Nur aus Ihrer Erinnerung: Welche Trauben schmecken Ihnen besser? Die meisten Menschen sind sich einig: die roten.

Für die Lebensmittelindustrie ist klar, dass sich Lebensmittel nur dann in größeren Mengen an die Konsumenten verkaufen lassen, wenn Mund und Auge gleichsam zufrieden sind. Also ist es sinnvoll, auch bei Eiern auf die Farbgebung zu achten – und wenn es nur die Farbgebung des Eidotters ist.

Stellt sich jedoch die Frage: Wie färbt man eigentlich das Innere eines Eies? Da man von außen in das Eidotter recht schwer mit künstlichen Farbstoffen hereinkommt, gibt es nur eine Möglichkeit: den Umweg über das Huhn.

In der Tat lässt sich die Dotterfarbe über das Futter beeinflussen, das die Hühner im Laufe ihres Lebens gefressen haben. In Abhängigkeit davon lagern die Tiere mal mehr und mal weniger Farbpigmente im Dotter ein. Hierfür sind vor allem die sogenannten Carotinoide im Futter verantwortlich, rote und gelbe Farbstoffe, die in natürlichen Pflanzen vorkommen. Je mehr Carotinoide das Futter enthält, desto dunkler wird das Eidotter.

Wenn wir über natürlich ernährte Hühner nachdenken, hätten deren Eier im Winter hellere Dotter als im Sommer, da sich das Sommer- vom Winterfutter unterscheidet. Die Kunden in Deutschland wollen aber rund ums Jahr ein dunkles Eigelb, sodass die Industrie tatsächlich darauf setzt, das Eidotter mittels Futtermittelanpassung zu färben. Isst das Huhn viele gelbe Carotinoide (zum Beispiel in Form von Mais oder Gras), ist das Eigelb gelber, isst das Hühnchen mehr Paprika, wird das Eidotter dunkler.

Interessant hierbei ist aber nicht, ob Paprika oder Mais für das Huhn gesünder ist, sondern die Tatsache, dass sich das Futter des Tieres in dem Ei wiederfindet.

Uns ist inzwischen klar, dass die Ernährung unser Wohlbefinden und unsere Gesundheit maßgeblich beeinflussen kann. Was uns aber nicht immer gegenwärtig ist: Auch unsere Nahrung hat eine Historie. **Jedes Nahrungsmittel, jeder Nährstoff hat seine eigene kleine Geschichte.** Und es ist nicht nur wichtig, wie man ein Lebensmittel zubereitet, sondern auch, was mit dem Lebensmittel geschehen ist, bevor es in der Küche landete.

Am Beispiel der Pfefferminze haben wir bereits gesehen, wie wichtig die Form der Zubereitung für die medizinisch gesundheitliche Wirkung ist. Die Form der Zubereitung haben wir zu großen Teilen selbst in der Hand. Die Historie und die Entstehung des Lebensmittels nur indirekt, nämlich über unsere Kaufentscheidungen.

Aber rationale Entscheidungen werden uns schwer gemacht, da uns oft einfach Informationen fehlen. Auf der anderen Seite wird mit unseren Träumen gespielt, zum

Beispiel durch die Färbung des Eidotters, die sich an den tiefsten evolutionären Wunsch von uns Menschen richtet: eine gesunde und nahrhafte Ernährung zu erhalten. »Gesund« und »nahrhaft« wird uns vorgegaukelt, indem die Färbung des Eies künstlich verändert wird – ohne in unserem Interesse irgendetwas an der wirklichen gesundheitlichen Wertigkeit des Produkts zu verbessern.

Dass sich die Nahrung und Haltung des Tieres in seinem Fleisch oder in seinen Eiern wiederfindet, ist uns wahrscheinlich tief im Inneren bewusst, dennoch vergessen wir diese Tatsache im Alltag immer wieder.

Fische enthalten zum Beispiel besonders viel Omega-3-Fettsäuren, wenn sie selbst das Fett benötigen, vor allem, um sich warm zu halten. Deshalb haben gerade Fische aus kalten Gewässern, beispielsweise aus Norwegen, einen hohen Anteil an Omega-3-Fettsäuren.

Möchten wir also unsere Zufuhr an Omega-3-Fettsäuren natürlicherweise erhöhen (wie es unter anderem bei verschiedenen Herz-Kreislauf-Erkrankungen sinnvoll wäre), sollten wir vor allem auf Fische dieser Regionen zurückgreifen. Und wir sollten nicht unbedingt Fische aus intensiven Aquakulturen zu uns nehmen.

Das Phänomen, dass sich das Leben der Tiere, die wir essen, in ihrem Fleisch und ihren Produkten widerspiegelt, wirft ein anderes Licht auf eine wesentliche und heutzutage viel diskutierte Frage der Ernährung: Ist Fleisch eigentlich gesund?

Nirgendwo im Bereich der Ernährung streiten sich die Geister dermaßen wie bei der Frage, ob Fleisch gut für uns Menschen ist oder nicht. Veganer gegen Fleischesser, Paleo-Kost gegen Vegetarismus: Der Kampf ist eröffnet und das Schlachtfeld ist unsere Küche.

Ich persönlich glaube, dass der Mensch von Natur aus

tatsächlich ein Fleischesser ist. Ich glaube auch, dass während unserer Evolution der Konsum von Fleisch keineswegs ein Nachteil war. Dennoch bin ich selbst Vegetarier, und zwar aus gesundheitlichen Gründen. Ich glaube nämlich, dass das Fleisch, das wir heute kaufen können, nur wenig mit dem Fleisch zu tun hat, das unsere Vorfahren gegessen haben. In der Regel essen wir nicht – entgegen der Fernsehwerbung – die glücklichen Kühe, die ihr Leben kleekauend auf der Alm zugebracht haben. Wir – und damit meine ich jetzt vor allem Stadtmenschen – essen nicht die Hühner des kleinen Bauernhofs am Dorfrand, die von der Hand der Bäuerin gefüttert werden und die lustig pickend und gackernd neben der Hofkatze und den sich im Schlamm suhlenden Schweinen durch die Sonne stolzieren. Wir angeln auch nicht die Fische des klaren Bergflusses und teilen sie am selben Abend mit unserer Familie.

Fleisch ist heute Industrie – und Fleisch ist Gewinnmaximierung. Und wie das Eidotter die industriell geformte Ernährung des Huhns widerspiegelt, finden wir im Fleisch all die Spuren der industriellen Viehzucht wieder. Das macht das Fleisch problematisch und nicht vergleichbar mit dem, das unsere Vorfahren verzehrt haben.

Bereits 2013 titelte der *Spiegel:* »Der Tod mag Wurst«, nachdem in einer Untersuchung mit fast einer halben Million Menschen nachgewiesen wurde, dass Menschen, die viel Wurst essen, in der Regel früher sterben.

Ein Raunen ging allerdings erst 2015 durch die Ärzteschaft, vor allem bei den Kollegen, die selbst gern den Grill anschmeißen. Die Weltgesundheitsorganisation (WHO) stufte damals den Verzehr von rotem Fleisch als »wahrscheinlich krebserregend« ein.

Aber die Wissenschaftler setzten noch einen drauf: Fleischwaren (also vor allem Wurst) wurden sogar als »definitiv krebserregend« klassifiziert. Die Sicherheit dieser Erkenntnis ist mit der Sicherheit des Wissens vergleichbar, dass Rauchen Krebs erzeugt. Während beim Rauchen vor allem der Lungenkrebs im Vordergrund steht, können Wurst und Fleisch Tumoren des Darms, der Bauchspeicheldrüse sowie der Prostata auslösen.

Man muss sich diese Erkenntnis mal auf der Zunge zergehen lassen: Seriöse Wissenschaftler haben herausgefunden, dass der Konsum von Wurst und Fleisch im Menschen Krebs auslösen kann! Und diese Erkenntnis ist nicht geheim gehalten worden, sie wurde weltweit in vielen Medien verbreitet. Und es war keine Gruppe wissenschaftlicher Außenseiter oder veganer Fleischhasser, die den Zusammenhang zwischen Fleisch und Krebs herausgefunden hatte.

Die WHO bewertet die wissenschaftlichen Erkenntnisse als sicher und stellt sie auf die gleiche Stufe wie die Gefährdung durch das Zigarettenrauchen.

Und jetzt mal Hand aufs Herz: Wussten Sie davon? War Ihnen der klare Zusammenhang zwischen Krebs und Fleischkonsum bewusst? Und vor allem: Essen Sie Fleisch?

Die WHO macht Fleisch jährlich für ungefähr 84 000 Todesfälle durch Krebs verantwortlich. Diese Zahl entspricht ziemlich genau 180 vollbesetzten Jumbojets, die jedes Jahr abstürzen müssten, um die gleiche Anzahl an Menschen zu töten.

Okay, um das Ganze in Relation zu setzen: Durch das Rauchen sterben jedes Jahr etwa eine Million Menschen, durch den Missbrauch von Alkohol 600 000.

Dennoch ist die gesundheitliche Gefährdung durch Fleisch sehr bedeutsam: 21 % aller Darmkrebsfälle werden durch den Konsum von rotem Fleisch ausgelöst. Betrachten wir nicht nur Darmkrebs, sondern auch andere Tumorar-

TABAK VERSUS FLEISCH[3]

Wo ist das Risiko? Die Beweise, dass industriell verarbeitetes Fleisch Krebs auslöst, sind so stark wie die Beweise dafür, dass Tabak Krebs verursacht. Bei Tabak ist das Risiko aber viel höher:

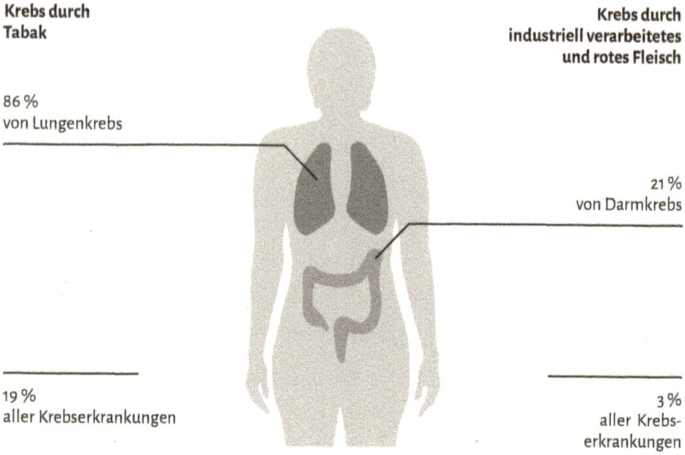

Die Anzahl an Krebserkrankungen pro Jahr in Großbritannien, die verhindert werden könnten, wenn ...

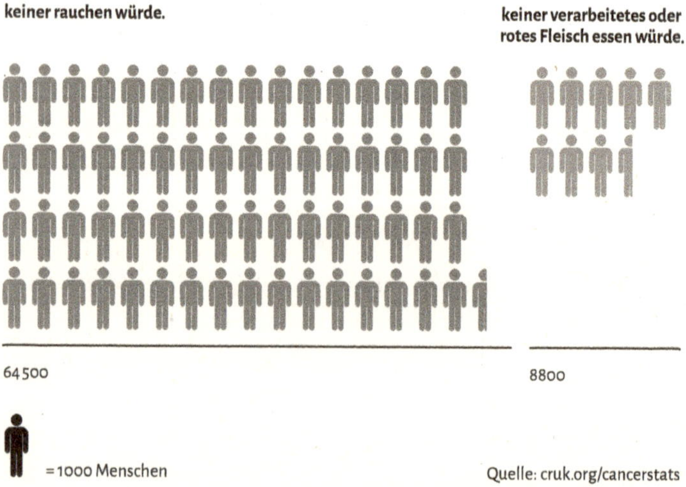

Quelle: cruk.org/cancerstats

ten, sind jährlich immerhin 3 % aller Krebserkrankungen durch Fleisch bedingt.

Vor allem rotes Fleisch scheint gesundheitliche Probleme hervorzurufen. Aber welches Fleisch ist eigentlich rot? Die Farbe des Steaks oder des Schnitzels in der Pfanne hilft uns da nicht wirklich weiter.

Schweinefleisch ist zwar heller als zum Beispiel Rindfleisch, aber auch bei Schweinefleisch handelt es sich um rotes Fleisch. Ob es sich um das gesundheitlich bedenkliche rote Fleisch handelt, hängt nämlich davon ab, ob das Tier ein Säugetier ist oder nicht. Denn alle Säugetiere liefern rotes Fleisch.

Warum rotes Fleisch krebserregend sein könnte, ist letztlich nicht vollständig geklärt. Einige Wissenschaftler vermuten Viren im Rindfleisch als Auslöser von Darmkrebs. Erst Ende der 1990er-Jahre wurden bestimmte Viren in fast allen Dickdarmtumoren entdeckt.

Die Forscher haben sich daraufhin auf die Suche nach diesen Viren bei Rindern gemacht. Im Blut der Tiere konnte tatsächlich eine Reihe von Virusgenen nachgewiesen werden, die den Darmkrebsviren ähnlich waren. Ob jedoch eine Infektion der Rinder für die Krebsentstehung bei Menschen verantwortlich ist, bleibt bis heute nur eine Hypothese.

VIREN IN DER KREBSENTSTEHUNG

Vielfach herrscht die Meinung, dass Krebs vor allem durch Rauchen, zu viel Alkohol und Umweltschadstoffe entsteht oder einfach Schicksal ist. Das ist zwar nicht falsch, aber ein Aspekt bleibt oft außen vor: Auch Viren können Krebs auslösen und von Mensch zu Mensch übertragen

werden. Humane Papillomaviren, kurz HPV, können beispielsweise Gebärmutterhalskrebs und Genitalwarzen auslösen. Für diese bahnbrechende Entdeckung bekam der deutsche Virologe Harald zur Hausen 2008 den Nobelpreis für Medizin. Seine Studienergebnisse führten zu einem Umdenken, wie Krebs entsteht, und mündeten in die Entwicklung einer Impfung gegen HPV. Diese wird von der Ständigen Impfkommission des Robert Koch-Instituts für Mädchen und Jungen im Alter von 9 bis 17 Jahren empfohlen.
Untersuchungen zeigen, dass damit die Zahl der HPV-bedingten Krebsvorstufen im Genitalbereich gesenkt werden konnte. Beispielsweise zeigte eine dänische Studie, dass seit der Einführung der Impfung die Gebärmutterhalskrebsvorstufen bei Frauen bis zum Alter von 23 Jahren um rund 40 % reduziert werden konnten.

Was fangen wir nun mit dieser Erkenntnis an? Sollten wir alle gänzlich auf Fleisch verzichten? Rate ich jedem, zum Vegetarier oder gar zum Veganer zu werden?

Immerhin sind 3 % durch Fleischkonsum ausgelöste Krebsfälle nicht zu verachten. Und wenn ich mein tiefes Inneres frage, möchte ich persönlich diese 3 % nicht als Risiko mit mir herumschleppen. Vor allem, da es sich beim Fleischkonsum um eine vermeid- und von mir kontrollierbare Ursache von Krebs handelt.

Oder?

In letzter Konsequenz würde der Fleischverzicht natürlich bedeuten, dass ich auch auf andere tierische Lebensmittel wie Eier, Milch und Käse verzichten müsste. Milch stammt unter anderem von Kühen, also von Tieren mit rotem Fleisch, das als krebserregend eingestuft wird.

Da die Viren, die im Verdacht stehen, Krebs auslösen zu können, auch in der Lage sind, Temperaturen bis 80 °C auszuhalten, ohne selbst zerstört zu werden, müssten sie sich auch in der Milch wiederfinden. Und natürlich im Steak, das selbst in der Mitte in der Regel nicht heißer als 50 °C gebraten wird. Sogar bei einem gut durchgebratenen Steak werden allenfalls 70 °C erreicht – viel zu wenig, um die Viren zu zerstören. Spätestens an diesem Punkt muss ich mich fragen, ob für mich der Verzicht auf all diese Lebensmittel möglich und wünschenswert ist.

Die 3 großen V der Gesundheit

Ich erinnere mich an eine Situation vor vielen Jahren, in der ich in meiner Praxis am Computer saß. Relativ traurig schaute ich auf meine eigenen Blutergebnisse.

Leider wurde mir nämlich bewusst, dass sich mein Cholesterinwert im Laufe des vergangenen Jahres leicht erhöht hatte. Noch lange nicht bedeutsam hoch, auch noch nicht in dieser Höhe, dass es sinnvoll gewesen wäre, ein Medikament zur Senkung meiner Blutfette zu nehmen. Aber der Cholesterinwert war unleugbar im Verlauf der letzten zwölf Monate angestiegen.

Während ich mir noch über meine Cholesterinwerte Sorgen machte, versuchte meine Assistenzärztin, meine persönlichen Risiken ein bisschen zu relativieren:

»Carsten«, sagte sie, »solange du Motorrad fährst, musst du dir über diesen Cholesterinspiegel keine Gedanken machen.« Dieser Satz ist mir noch lange im Gedächtnis geblieben – und auch heute denke ich an diese Situation zurück, wenn ich in der Sprechstunde mit Patienten über ihre individuellen Risiken spreche.

Wir alle tragen unser individuelles Krankheits- und Todesrisiko mit uns herum. Das Risiko ist eine Wahrscheinlichkeitswolke, die sich aus ganz unterschiedlichen Faktoren zusammensetzt.

Ich erkläre meinen Patienten immer, dass es eigentlich nur drei Gründe für Krankheiten gibt, und ich nenne diese Gründe die 3 V der Gesundheit:

1. Verhalten
2. Vererbung
3. Verdammtes Pech

Letztlich können wir die Punkte 2 und 3 nicht wirklich beeinflussen. Unsere Eltern können wir uns nicht aussuchen und auch die Suche nach dem vierblättrigen Kleeblatt schützt uns nicht vor Pest und Cholera.

Der Schlüssel zur Gesundheit liegt jedoch häufig in Punkt 1, unserem Verhalten. Doch auch hier haben wir es mit Wahrscheinlichkeiten zu tun und mit dem gesunden oder weniger gesunden Mix aus Einzelrisiken.

Motorradfahren fügt meinem eigenen Leben ein nicht unerhebliches Krankheits- und Todesrisiko hinzu. Dennoch habe ich mich bewusst entschieden, dieses Risiko einzugehen. Warum? Keine Ahnung. Wahrscheinlich macht es mir einfach Spaß und ich bin ein Meister der Verdrängung, was das Risiko des Motorradfahrens angeht.

Psychologisch nehme ich das Motorradrisiko aber nicht als so hoch wahr wie das Risiko, das die böse Fleischindustrie mit Cholesterin in mein Leben bringt. Meinen durch die Lebensmittelindustrie fabrizierten Cholesterinwert habe ich nämlich nicht selbst unter Kontrolle. Okay, mein Motorrad leider auch nicht immer, es gibt schließlich noch andere

Teilnehmer im Straßenverkehr – aber wie gesagt: Das kann ich gut verdrängen. Trotzdem nehme ich jedes Risiko, das ich nicht selbst steuern kann, als besonders bedrohlich wahr.

Wenn ich mein persönliches Krankheitsrisiko senken möchte, wäre es wahrscheinlich viel sinnvoller, die Sportschuhe zu greifen und im Stadtpark eine Runde zu laufen, anstatt mir über Verschwörungstheorien der Lebensmittelindustrie Gedanken zu machen. Die Schuld für ein Risiko bei jemand anderem zu suchen, fällt uns psychologisch allerdings leichter, als selbst aktive Entscheidungen im Leben zu treffen, die uns anstrengen oder uns eine Freude nehmen.

MACHT LÄRM DICK?

Allerdings. Zumindest wenn man einer schwedischen Studie glaubt. Forscher des Karolinska-Instituts hatten über 5000 Menschen in und um Stockholm hinsichtlich ihrer Leibesfülle und der Lärmsituation in ihrer Umgebung untersucht. Das Ergebnis: Wer in der Nähe des Flughafens oder einer großen Hauptstraße wohnte und ständig Lärm ausgesetzt war, war dicker. Noch dazu gab es eine deutliche Abhängigkeit von Lärmpegel und Hüftumfang: Je höher der Lärm in Dezibel, desto größer der Hüftumfang. Als Ursache vermuteten die Forscher, dass der Körper aufgrund des aufgezwungenen Lärms verstärkt Stresshormone, zum Beispiel Cortisol, ausschüttet. Das wiederum führt häufiger zu Heißhungerattacken. Frühere Studien hatten außerdem gezeigt, dass fremdbestimmter Lärm von den Betroffenen als schädlicher empfunden wird als selbst gesteuerter. Weil man eben nichts dagegen tun kann, und das stresst. Und schon steckt man in der Stress-Dickmacher-Spirale.

Zurück vom Motorrad zum Fleisch. Wahrscheinlich ist es bezüglich des Fleischkonsums wichtig, auf die Menge zu achten. Ein gelegentlicher Fleischkonsum scheint nicht so schädlich zu sein wie die tägliche Mahlzeit. Vielleicht sind neben den genannten Viren als Krankheitsauslöser noch andere Faktoren für die schädigende Wirkung von Fleisch verantwortlich. Oder unser Immunsystem ist bei höheren Mengen schlichtweg überfordert. Dieser Zusammenhang ist wissenschaftlich noch nicht abschließend geklärt.

Die Deutsche Gesellschaft für Ernährung (DGE) rät, nicht mehr als 300 bis 600 Gramm Fleisch pro Woche zu essen, das entspricht 40 bis 80 Gramm pro Tag. Ein Blick in unseren Alltag zeigt jedoch Folgendes: Männer essen in Deutschland über 1 Kilogramm Fleisch, Fleischerzeugnisse und Wurstwaren pro Woche, Frauen immerhin 600 Gramm.

Wenn ich mit meinen Patienten über Fleisch und Wurst spreche, mache ich das häufig im Rahmen der Vorsorgeuntersuchungen. Wenn der Cholesterinspiegel sich als nicht optimal herausgestellt hat, bekomme ich nicht selten den Eindruck, dass die Empfehlungen der DGE weit entfernt von der Lebensrealität sind.

Das Frühstück wird häufig mit Wurst begonnen, mittags gibt es Fleisch und abends wieder Wurst. Meinem Hinweis, dass man doch versuchen könnte, die Menge einfach mal zu reduzieren, wird teilweise mit völligem Unverständnis begegnet. »Was essen Sie denn zu Mittag, wenn Sie Vegetarier sind, Herr Doktor?«, ist eine häufige, wirklich ernst gemeinte Frage meiner Patienten.

Ernährung bleibt kompliziert. Der Stoffwechsel unterscheidet sich von Mensch zu Mensch. Die Zubereitung beeinflusst die Wirkung der Lebensmittel. Die Reihenfolge, in der man Nährstoffe zu sich nimmt, und die Zusammensetzung der einzelnen Nahrungsmittel führen zu völlig unterschiedlichen körperlichen Reaktionen. Die wissenschaftlichen Erkenntnisse der Ernährungsmedizin sind lückenhaft, und selbst wenn es eine eindeutige Datenlage gibt, kämpfen unterschiedliche Interessengruppen um die Deutungshoheit. Und letztlich spielt die psychologische Wahrnehmung der eigenen Ernährung und die von uns selbst empfundene Wertigkeit einzelner Lebensmittel eine wesentliche Rolle bei der Auswahl unserer Nahrung.

Ernährung ist zum Ausdruck unserer eigenen Individualität geworden. Wir definieren uns heutzutage nicht zuletzt über all das, was wir essen.

Das erstaunliche Interesse an Vitamin D

In der letzten Zeit kommt es in meiner Praxis häufiger vor, dass Patienten mit dem Wunsch an mich herantreten, ihren Vitamin-D-Spiegel im Labor messen zu lassen. Diese Häufung, dass Patienten sich die Messung bestimmter Blutwerte wünschen, war für mich zunächst verwunderlich. Obwohl wir zum Beispiel seit Jahrzehnten über die Medien hören, dass ein erhöhter Cholesterinspiegel für die Entstehung von Herz-Kreislauf-Erkrankungen verantwortlich sein könnte, wünschen sich doch mehr Patienten die Bestimmung von Vitamin D als vom Cholesterin.

Vitamin D ist eigentlich gar kein Vitamin, sondern eine Hormonvorstufe, die den Aufbau anderer Hormone steuert. Es wird vom Körper nur in Verbindung mit Sonnenlicht hergestellt.

Wenn wir in Deutschland vor die Tür gehen und in Richtung Himmel schauen, kann der Verdacht entstehen, dass die deutsche Sonne nicht ausreicht, um die Produktion von genügend Vitamin D im Körper anzuregen.

In der Tat verdanken wir unsere Hautfarbe dem Vitamin D. Unsere Vorfahren, die in Afrika in der Region des Äquators geboren wurden, hatten eine schwarze Hautfarbe. Das ist sinnvoll, da so Strukturen und Zellen der Haut vor der aggressiven UV-Strahlung geschützt werden. Ein Schutz, den heutige Menschen in Europa meist nicht haben. Deshalb wäre zunächst eine schwarze Hautfarbe für den Menschen ein gesundheitlicher Vorteil.

Durch die Wanderungsbewegungen der Menschen in den Norden und die dadurch verminderte Sonneneinstrahlung auf die Haut kam es allerdings zu einer verminderten Produktion von Vitamin D, da die in nördlichen Gefilden schwächere UV-Strahlung nicht mehr in die tieferen Zellschichten eindringen konnte. Der Körper war somit nicht mehr in der Lage, ausreichend Vitamin D zu bilden. Eine hellere Haut war ein evolutionärer Vorteil, da Menschen, die blasser waren, mehr Vitamin D produzieren konnten als Menschen mit einer dunklen Hautfarbe.

»Nicht der Laborwert, sondern der Mensch muss behandelt werden.«

Zunächst mal ist Vitamin D wichtig für einen festen Knochenaufbau, es steuert die Aufnahme von Kalzium in den Körper und fördert den Einbau von Kalziumverbindungen in den Knochen. Ein schwerer Mangel an Vitamin D ist den Ärzten als Rachitis bekannt, die sogenannte englische Krankheit. Damit bezeichnet man eine Störung des Knochenstoffwechsels, die im Kindesalter auftritt. Aufgrund eines Vitamin-D-Mangels kommt es zu einer ungenügenden Mineralisation der Knochen. Hauptsymptome sind eine Verkrümmung der knöchernen Wirbelsäule, eine

Trichterbrust und Gelenkfehlstellungen der Knie, aber auch eine vermehrte Infektanfälligkeit.

Der Begriff »englische Krankheit« stammt aus der Zeit um 1900, in der die Erkrankung vor allem in größeren Städten Englands beobachtet wurde. Bis vor kurzer Zeit war Rachitis in Deutschland nahezu ausgerottet, allerdings treten in jüngster Zeit wieder neue Fälle auf, jedoch fast ausschließlich bei im Ausland geborenen Kindern.

Die beste Möglichkeit, eine Rachitis zu vermeiden, ist die Zufuhr von ausreichend Sonnenlicht oder eine Vitamin-D-reiche Kost. Alle Kinder unter zwei Jahren sollten deshalb eine Vitamin-D-Prophylaxe erhalten. Das gilt besonders für Kinder mit dunkler Hautfarbe. Es wird empfohlen, die vorsorgliche Einnahme von Vitamin D während der Monate Oktober bis März bis zu einem Lebensalter von mindestens fünf Jahren fortzuführen.

Bei Erwachsenen empfehlen die Fachgesellschaften eine künstliche Zufuhr von Vitamin D auch für ältere Menschen, die sich wenig im Freien aufhalten. Vor allem Patienten, die in Pflegeheimen wohnen, sollten Vitamin D in künstlicher Form zu sich nehmen.

Die Erkenntnisse über eine Rachitis sind allerdings nicht neu und erklären keinesfalls das gestiegene Interesse der Menschen an der Bestimmung des Vitamin-D-Spiegels im Blut. Vielmehr wird Vitamin D in der letzten Zeit nicht nur für einen gesunden Knochenstoffwechsel verantwortlich gemacht, sondern auch für andere Stoffwechselvorgänge im Körper. Vitamin D wird hierbei als eine Art Multitalent mit Auswirkungen auf körperliche Leistungsfähigkeit, Sexualhormone, das Immunsystem und die Psyche verstanden. Dem Vitamin wird sogar zugeschrieben, bei der Behandlung von Krebs und Herz-Kreislauf-Erkrankungen eine positive Rolle zu spielen.

Aber kann Vitamin D das wirklich alles leisten?

Erst mal eine gute Nachricht: Vitamin-D-Präparate sind – vor allem im Vergleich mit anderen Nahrungsergänzungsmitteln – wirklich preiswert zu erhalten. Für eine übliche Tagesdosis von 1000 IE (Internationale Einheit) zahlt man in Internetapotheken zurzeit nicht mal 5 Euro für 100 Stück. Das ergibt eine Tagestherapie von 5 Cent. Günstiger ist Gesundheit wirklich nicht zu haben, glaubt man an die allgemeine Wirkung von Vitamin D.

Allerdings – und das ist eine nicht zu unterschätzende Gefahr – gibt es auch eine Überdosierung mit Vitamin D. Kopfschmerzen, Müdigkeit, Übelkeit, Durchfall oder Verstopfung können die ersten Anzeichen einer Vitamin-D-Überdosierung sein. Im Extremfall kann ein Vitamin-D-Überschuss sogar zu Nierenversagen und Herzrhythmusstörungen und damit zu lebensbedrohlichen Zuständen führen.

Die gemeinsame Expertenkommission des Bundesamts für Verbraucherschutz und Lebensmittelsicherheit und des Bundesinstituts für Arzneimittel und Medizinprodukte empfiehlt deshalb, eine Tagesdosis Vitamin D von 800 IE nicht zu überschreiten – ein schwieriges Unterfangen, wenn die typische Menge der üblichen Nahrungsergänzungsmittel bereits bei 800 IE liegt.

Was soll man also tun? Könnte die Messung des Vitamin-D-Spiegels im Blut vielleicht eine angemessene Reaktion auf die unsichere Versorgungssituation sein?

In den letzten Kapiteln haben wir bereits über die Schwierigkeiten bei der Bewertung der Nährstoffzufuhr gesprochen. All die Unsicherheiten, die wir kennengelernt haben – zum Beispiel Wechselwirkungen innerhalb der Nahrungsmittel, unklare Aufnahme durch den Magen-

Darm-Trakt, unklare Weiterverarbeitung im menschlichen Stoffwechsel –, sind beim Vitamin D ebenfalls vorhanden. Zusätzlich kommt hier allerdings der für uns fast überhaupt nicht mehr kalkulierbare Faktor »Sonnenlicht« ins Spiel. Dieser lässt sich weder mit einer Küchenwaage noch mit einem Messbecher quantifizieren. Auch unsere persönliche Hautfärbung, die nicht unwesentlich an der Wirkung der Sonnenstrahlen auf die Vitamin-D-Produktion beteiligt ist, lässt sich nicht wirklich in Bezug auf ihre Auswirkung auf den Vitaminspiegel messen.

Man mag es drehen und wenden, wie man will: Um die Messung des Vitamin-D-Spiegels im Blut kommt man anscheinend nicht herum. Wenn man nicht weiß, wie viel man aufnimmt und was mit dem Aufgenommenen im Körper passiert, muss man zumindest einen Blick darauf werfen, wie viel im Körper vorhanden ist.

KLASSIFIZIERUNG DER VITAMIN-D-VERSORGUNG[4, 5]

25-(OH)D-Serumkonzentration [nmol/l]	Vitamin-D-Versorgung (in Bezug auf die Knochengesundheit)
< 30	erhöhtes Risiko für eine mangelhafte Vitamin-D-Versorgung
30 bis < 50	erhöhtes Risiko für eine suboptimale Vitamin-D-Versorgung
≥ 50	adäquater Vitamin-D-Status für 99 % der Bevölkerung
≥ 125	erhöhtes Risiko für eine exzessive Aufnahme
400	gesundheitlich adverse Effekte möglich (Hypercalcämie/Hypervitaminose)

Nicht ganz klar ist allerdings der optimale Zeitpunkt einer Vitamin-D-Bestimmung. Misst man den Vitaminspiegel im Frühjahr, also im Anschluss an die dunkle Jahreszeit, wird man eher tiefe Werte erhalten. Führt man die Untersuchung im Herbst durch, also nach dem sonnenverwöhnten Sommer, bekommt man hohe Werte. Deshalb empfehle ich meinen Patienten eine Messung an beiden Zeitpunkten, um einen Einblick in die Vitamin-D-Versorgung zu haben.

Werfen wir einen Blick in die Tabelle, wird schnell klar, dass eine Messung des Vitamin-D-Spiegels nicht nur sinnvoll ist, um einen Vitamin-D-Mangel zu diagnostizieren, sondern auch, um rechtzeitig eine mögliche Überdosierung durch Nahrungsergänzungsmittel oder Medikamente zu erkennen.

DIE THERAPEUTISCHE BREITE

Lassen Sie mich in diesem Zusammenhang kurz erklären, was die therapeutische Breite ist. Sie steht für die **Anwendungssicherheit eines Medikaments.** Man bezeichnet damit den Abstand zwischen der nützlichen therapeutischen Dosis und der Dosis, die dem Patienten schaden und erhebliche Nebenwirkungen verursachen könnte. Bei Vitamin D liegt die therapeutische Breite etwa zwischen 800 und 4000 IE pro Tag, also relativ breit. Das heißt, hohe Dosen können aufgenommen werden, ohne dass mit schwerwiegenden Nebenwirkungen zu rechnen ist. Die Gefahr der Überdosierung ist gering. Medikamente mit geringer therapeutischer Breite dagegen müssen engmaschig laborchemisch kontrolliert werden, da schnell die Gefahr einer Überdosierung besteht. Viele Narkosemedikamente haben beispielsweise eine geringe therapeutische Breite. Deshalb muss ihre Wirkung auch vom Anästhesisten ständig überwacht werden. Ein prominentes Beispiel für ein Medikament mit einer geringen therapeutischen Breite ist das Hypnotikum Propofol. Traurige Berühmtheit erlangte Propofol, nachdem Popstar Michael Jackson an einer Überdosis davon verstarb. Er hatte das Medikament verwendet, um in der Nacht besser schlafen zu können. Sein behandelnder Arzt hatte anscheinend die Dosis nicht ausreichend kontrolliert. Michael Jackson wurde also letztendlich Opfer einer geringen therapeutischen Breite.

Das trifft auch auf die Menschen zu, die Vitamin D nicht nur zur fraglichen Leistungssteigerung, zur Immunsystemkräftigung oder als möglichen Schutz vor Tumorerkrankungen einnehmen. Aus diesem Grund empfehle ich meinen Patienten, die aus wissenschaftlich anerkannten Gründen Vitamin D supplementieren, regelmäßig Spiegelkontrollen im Blut durchführen zu lassen.

Hierzu gehören:

- Menschen, die älter als 70 Jahre sind. Vor allem ältere Frauen sind eher unterversorgt als ältere Männer. Warum das so ist, ist nicht geklärt. Der unterschiedliche Körperfettanteil von Frauen und Männern könnte einen Einfluss auf den Vitamin-D-Spiegel haben. Aber auch das Verhalten von Frauen, nämlich das Vermeiden von Sonnenlicht, das Aufsuchen von Schattenplätzen sowie die häufige Verwendung von Sonnenschutzmittel oder Hautcremes, könnte eine Rolle bei der Vitamin-D-Versorgung von Frauen spielen.
- Hochbetagte Senioren, vor allem solche, die in Pflegeeinrichtungen wohnen.
- Menschen mit dunkler Hautfarbe.

- Menschen, die die meisten Körperteile einschließlich der Arme mit Kleidung bedecken und sich nicht der Sonne aussetzen.
- Säuglinge. Bei Säuglingen und Kindern wird allerdings eine routinemäßige Kontrolle des Vitamin-D-Spiegels nicht empfohlen.

Schauen wir uns die Tabelle auf Seite 125 noch mal genauer an, stoßen wir auf eine etwas seltsame Bezeichnung – unterschieden wird nämlich

- ein erhöhtes Risiko für eine mangelhafte Vitamin-D-Versorgung,
- ein erhöhtes Risiko für eine suboptimale Vitamin-D-Versorgung sowie
- ein adäquater Vitamin-D-Status für 99 % der Bevölkerung.

Was bedeutet das denn jetzt? Zu welchen Werten soll ich meinen Patienten raten? Ist ein Wert von 30 bis 50 nmol/l ausreichend, weil es keine mangelhafte Versorgung ist? Oder sollen es Werte über 50 nmol/l sein, obwohl ich ja den einzelnen Patienten betrachte und nicht die bundesdeutsche Bevölkerung?

Ein Problem bei der Betrachtung von Normalwerten ist, dass wir erst von einem Mangel sprechen, wenn Menschen Symptome aufweisen. Die Symptome haben wir am Beispiel der Rachitis bereits kennengelernt. Und diesen flächendeckenden Vitamin-D-Mangel gibt es nach Expertenmeinung in Deutschland ausdrücklich nicht.

Jetzt mögen Sie sagen: »Ich möchte aber vorsorgen, auch wenn ich keinen bedeutsamen Mangel habe. Ich möchte dafür sorgen, dass es gar nicht so weit kommt, dass ich Symptome bekomme!« Mit dieser Aussage liegen Sie sicherlich richtig.

Dem Robert-Koch-Institut zufolge hat mehr als die Hälfte der Deutschen keine optimale Menge Vitamin D im Blut. Aber um es noch mal deutlich zu sagen: Diese Menschen haben keinen Vitamin-D-Mangel. Sie haben aber vielleicht ein Risiko für eine Unterversorgung. Dieses Risiko besteht immer dann, wenn die Serumskonzentration unter dem Optimum liegt, auch wenn wir Mediziner nicht von einem Mangel sprechen.

Wenn das für Sie nun alles recht verwirrend klingt, befinden Sie sich in guter Gesellschaft. Das Problem bei der Betrachtung der Unterversorgung ist nämlich, dass wir Ärzte zurzeit gar nicht wissen, was wir mit diesen Erkenntnissen eigentlich anfangen sollen. Es gibt zwar zahlreiche Studien, die sich mit dem Zusammenhang zwischen Infektionen, rheumatischen Erkrankungen oder der Zuckerkrankheit und dem Vitamin-D-Spiegel befassen. Ungeklärt bleibt aber die Frage: Was ist hier Henne, was ist Ei? Also: Erhöht ein niedriger Vitamin-D-Wert das Risiko für eine Erkrankung oder beeinflusst die Erkrankung den Vitamin-D-Spiegel?

Auch unser Verhalten beeinflusst den Vitamin-D-Spiegel – genau wie unsere Gesundheit und die Risikofaktoren. Man könnte sich folgende Situation vorstellen: Menschen, die viel untätig auf der Couch herumsitzen, gehen weniger häufig in die Sonne. Sie haben daher einen niedrigeren Vitamin-D-Spiegel im Blut als aktive Menschen, die regelmäßig Sport im Freien machen. Was glauben Sie, welcher Mensch gesünder ist? Der Sportler oder der Couchsitzer? Glauben Sie, dass eine Gabe von Vitamin D das Risiko ausgleichen würde?

Deshalb empfehle ich meinen Patienten, eine gewisse Gelassenheit bezüglich Vitamin D einzunehmen. Gesunde Erwachsene unter 65 Jahren haben in der Regel keinen

Grund, Vitamin-D-Kapseln zu schlucken. Der optimale Weg, Vitamin D zuzuführen, ist und bleibt die Sonne. Man benötigt hierfür nicht mal ein ausgiebiges Sonnenbad, das wieder Probleme der Haut mit sich bringen könnte. 25 Minuten täglich in der Sonne spazieren zu gehen, reicht aus. Und auch wenn wir im Winter weniger Sonneneinstrahlung haben, muss man sich nicht unbedingt Sorgen machen. Vitamin D wird nämlich im Körper gespeichert – wer sich im Sommer regelmäßig draußen aufhält, kommt gut durch den Winter.

Wenn Sie es allerdings genau wissen wollen, sollten Sie beim Arzt Ihren Vitamin-D-Spiegel bestimmen lassen. Das ist keine Kassenleistung und muss selbst gezahlt werden, wie das übrigens bei vielen Bestimmungen von Nährwertfaktoren der Fall ist.

Ich möchte aber nicht verschweigen, dass die Bestimmung von Nährstoffen im Blut nicht unproblematisch ist.

Der Sinn und Unsinn von Referenzwerten

Nehmen wir mal an, Sie gehen zu Ihrem Hausarzt und lassen einen bestimmten Stoff in Ihrem Blut messen. Nach einigen Tagen haben Sie einen Besprechungstermin beim Arzt, bei dem er Ihnen den gemessenen Wert erläutert. Meistens zeigt er Ihnen einen Ausdruck des beauftragten Labors, auf dem nicht nur Ihr Wert, sondern auch der sogenannte Normbereich der gemessenen Parameter angegeben ist. Häufig findet sich eine kleine Grafik – teilweise farbig –, aus der Sie ablesen können, ob der bei Ihnen gemessene Wert weit im Normalbereich oder an seiner Grenze liegt. Ist der Wert nicht normal, ist erkennbar, wie weit er vom Optimum entfernt ist.

Diese Spanne gemessener Laborwerte nennen wir Referenzbereich. Bei einigen Analysen ist dieser Referenzbereich eher ein Wunschwert als der Durchschnittswert der Bevölkerung. In der Regel findet man die Referenzbereiche, indem man eine Menge gesunder Menschen untersucht und feststellt, in welchen Bereichen sich der zu untersuchende Wert befindet. Im Allgemeinen ist der Referenzbereich derjenige, in dem 95 % aller gesunden Menschen liegen, auch bekannt als die Gauß-Glocke der Normalwertverteilung.

95 % der Menschen, das klingt zunächst nach viel. Diese hohe Zahl darf allerdings nicht darüber hinwegtäuschen, dass 5 % der gesunden Menschen Werte haben, die außerhalb des Referenzbereichs liegen. Anders ausgedrückt bedeutet das, dass jeder 20. Gesunde einen Laborwert hat, der krank erscheint, obwohl er das nicht ist.

Dieses Phänomen bezeichnen wir Ärzte als »falsch positiv« und das ist meines Erachtens eines der größten Missverständnisse in der Medizin. Damit meine ich nicht nur ein Missverständnis zwischen Arzt und Patient, sondern auch innerhalb der Ärzteschaft. Fatalerweise handelt es sich hierbei nicht nur um einen unbedeutenden statistischen Effekt, sondern um eine wirklich lebensbedrohende Situation.

Machen Sie mit mir bitte ein Gedankenexperiment, das zwar nur indirekt mit Ernährung zu tun hat, anhand dessen wir aber die Phänomene, mit denen wir in der Medizin zu tun haben, gut beleuchten können:

Stellen Sie sich vor, in der Bevölkerung gibt es eine Erkrankung, die einer von 1000 Menschen hat. Es ist also eine Erkrankung, die zwar seltener vorkommt als ein Schnupfen, aber durchaus anzutreffen ist. Und nun stellen Sie sich vor, es gäbe eine Untersuchung, mit der man diese Erkrankung feststellen könnte. Diese Untersuchung hätte eine Treffsicherheit von 95 %.

Nehmen wir nun weiter an, ein Patient kommt zu einer Vorsorgeuntersuchung in die Praxis seines Arztes und lässt bei sich diesen Test durchführen. Zu seinem Erschrecken fällt dieser Test positiv aus, der Arzt bestätigt ihm also, an der Krankheit zu leiden.

Wie sicher ist die Aussage des Arztes?

Um den Fall bewerten zu können, müssen wir uns zunächst noch einmal die Zahlen anschauen. Die Krankheit kommt mit einer Häufigkeit von 1/1000 in der Bevölkerung vor. Der Patient hatte keine Beschwerden, bei ihm wurde nur eine Vorsorgeuntersuchung durchgeführt. Eine Testsicherheit von 95 % bedeutet auch, dass eine Fehlerwahrscheinlichkeit von 5 % vorliegt.

Nehmen wir mal an, 1000 Patienten würden in die Arztpraxis zur Vorsorge gehen und genau diesen Test durchführen lassen. Dann hätte, auch ohne Durchführung des Tests, einer der 1000 Patienten diese Erkrankung (das entspricht dem Vorliegen der Erkrankung in der Bevölkerung von 1/1000). Diesen einen Menschen würden wir hoffentlich mit dem zu 95 % sicheren Test als krank diagnostizieren.

Wir würden aber auch 50 der 1000 Patienten fälschlich als krank diagnostizieren – denn 5 % von 1000 ist 50.

Von unseren 1000 untersuchten Patienten haben also 51 einen positiven Test, von denen nur einer wirklich krank ist. Das entspricht einer Trefferquote von unter 2 % (1/51).

Willkommen im klinischen Alltag einer Arztpraxis! Wir haben eine Untersuchung, die uns aufgrund einer Treffsicherheit von 95 % vorgaukelt, sicher zu sein. Am Ende haben wir aber eine Diagnosesicherheit von nicht einmal 2 %. Dieses Phänomen tritt bei allen medizinischen Untersuchungen auf, nicht nur bei Laboruntersuchungen. Jede ärztliche Frage, jede klinische Untersuchung, zum Beispiel das Abhören der Lunge, jedes EKG, jede MRT hat eine diagnostische Unschärfe.

Aber wie gehen wir Ärzte mit dieser Situation um?

Wichtig ist, dass wir Untersuchungsergebnisse immer im Kontext des einzelnen Menschen betrachten. Diagnosen werden nicht anhand eines Tests oder einer Untersuchung erstellt, sondern es wird immer das Gesamtbild des Patienten betrachtet. Deshalb ist es sinnvoll, Untersuchungen nacheinander in Folge durchzuführen, damit die Ergebnisse sich gegenseitig bestätigen oder sich eben ausschließen.

Haben wir am Anfang beim ersten Test noch eine Häufigkeit von 1/1000 Patienten, haben wir beim zweiten vielleicht nur noch eine Häufigkeit von 1/50, da der erste Test einige Patienten ausschließen konnte, die nun bei der zweiten Untersuchung nicht untersucht werden müssen. Bei diesen Häufigkeiten gewinnen Untersuchungen dadurch plötzlich ein höheres Maß an Sicherheit.

Doch auch ein anderes Phänomen beeinflusst die Sicherheit diagnostischer Tests innerhalb der Medizin. Der Mensch ist kein statisches System, sondern passt sich dynamisch seiner Umwelt und seinem Leben an. Weist zum Beispiel ein Laborwert heute eine Abweichung außerhalb der Norm auf, heißt das noch lange nicht, dass in einer Woche der Laborwert weiterhin außerhalb des Referenzbereichs liegen wird.

Aus diesem Grund warne ich vor der kritiklosen Betrachtung von Messwerten, also auch von Messwerten, mit denen Nährstoffe im Blut erfasst werden. Gerade in meiner präventivmedizinischen Sprechstunde sehe ich häufig Patienten, die für eine zweite Meinung zu mir kommen. Nicht selten waren sie bereits bei Kollegen, die als Vorsorge umfangreiche Laborwertanalysen durchgeführt haben. Hierbei wurden dann nicht selten Nährstoffprofile bestimmt. Entsprechend sitzen die Patienten häufig vor mir, und neben den Ausdrucken der Laborwerte liegt eine Vielzahl von Schachteln teurer Nahrungsergänzungsmittel, mit denen die abweichenden Laborwerte behandelt werden sollen.

Aber wir behandeln keine Laborwerte, sondern Menschen. **Und der Mensch ist keine Maschine, die immer im grünen Bereich funktionieren muss.** Als lebende Wesen dürfen wir uns Abweichungen von der Norm erlauben, die nicht immer eine therapeutische Konsequenz nach sich ziehen. Ein laborchemisches Nährstoffprofil spiegelt nicht unbedingt den wahren Zustand eines Körpers wider. Es ist interessant und eine Diskussionsgrundlage, aber nur selten alleinige Entscheidungsgrundlage für eine Therapie.

Lebensmittel mit Nebenwirkungen

Sagt Ihnen CYP3A4 etwas? Wenn Sie nicht gerade Arzt oder Biochemiker sind, ist Ihnen diese Abkürzung sicherlich nicht geläufig. Dennoch spielt dieses Enzym im menschlichen Körper eine wesentliche Rolle. Es sorgt nämlich unter anderem dafür, dass viele Wirkstoffe von Medikamenten verstoffwechselt werden. Die etwas kryptische Abkürzung kann man übrigens einfach aussprechen: Cytochrom P450 nennen wir Ärzte dieses Enzym. Ungefähr jedes zweite Medikament wird mithilfe von Cytochrom P450 im Körper abgebaut.

Das Besondere am Cytochrom P450 ist, dass es durch die Nahrung in der Wirkung beeinflusst werden kann. Hier ist besonders die Grapefruit zu nennen, die die Wirkung von Cytochrom P450 herabsetzt. Diese Wechselwirkung eines Nahrungsmittels mit einem körpereigenen Stoffwechselenzym kann ganz dramatische Folgen haben. Die Wirkung von Cytochrom P450 kann man sich ein wenig wie eine Müllverbrennungsanlage in einer Stadt vorstellen. Die verbrennt nur Müll, wenn sie richtig funktioniert. Behindert sie irgendetwas in ihrer Funktion, bleibt Müll einfach liegen. So ähnlich ist das mit dem Cytochrom P450 und der Grapefruit. Das Cytochrom ist die Verbrennungsanlage und die Grapefruit stört sie bei der Arbeit. Nur leider bleibt nicht nur einfach Hausmüll liegen, sondern schädliche Stoffe können sich im Körper ansammeln, weil das Cytochrom P450 sie nicht entfernt.

Bei Medikamenten besteht deshalb die Gefahr einer Überdosierung, wenn man Grapefruitsaft trinkt. Wissenschaftler haben herausgefunden: Trinkt man täglich nur ein einziges Glas Grapefruitsaft, kann das dazu führen, dass zum Beispiel der Cholesterinsenker Simvastatin im Körper dreimal höher konzentriert vorliegt als geplant. Hierdurch steigt das Risiko für eine Zersetzung der Muskulatur oder für Schädigungen der Leber deutlich an. Eine große Gefahr für unseren Körper.

Diese Wechselwirkung eines Nahrungsmittels mit eingenommenen Medikamenten ist durchaus nicht nur theoretischer Natur, sondern hat im Alltag eine große Bedeutung. Wichtige und häufig verwendete Medikamente sind von dieser Wechselwirkung betroffen: Viele Blutdruckmedikamente, aber auch Antibiotika, Psychopharmaka, die genannten Fettsenker oder auch Hormone wie die Pille werden von der Grapefruit beeinflusst. Hierdurch kann sogar das Risiko für Thrombosen oder Brustkrebs ansteigen.

Warum ausgerechnet die Grapefruit gefährlich werden kann

Die Grapefruit hat aber nicht nur eine direkte Wirkung auf den Abbau von Medikamenten, sondern auch auf Transportproteine im Körper. Diese Transporter sorgen dafür, dass bestimmte Stoffe in die Zellen eingeschleust werden. Die Grapefruit kann diese Transportfunktion blockieren. Das führt dazu, dass einige Wirkstoffe schwächer als geplant wirken. Hierzu gehören zum Beispiel einige Mittel gegen Krebs, die durch den Genuss von Grapefruits nicht ihre volle Wirkung entfalten können. Lebensgefährlich!

Die Grapefruit kann also sowohl zu einer vermehrten als auch zu einer abgeschwächten Wirkung von Medikamenten führen. Eine Katastrophe, da bei vielen Medikamenten nur eine geringe Spannweite zwischen dem Eintreten der Wirkung und dem Auftreten von Nebenwirkungen besteht. Diese Medikamente müssen also exakt dosiert werden, um dem Menschen zu nutzen und nicht zu schaden. Ist diese exakte Dosierung nun durch Nahrungsmittel, die im gleichen Zeitraum eingenommen werden, nicht mehr möglich, ist der Patient akut gefährdet.

Unter gleichzeitiger Einnahme versteht man übrigens nicht, dass die Pillen zusammen mit der Grapefruit heruntergeschluckt werden. Leider hält die Wirkung der Grapefruit viel länger an. Wissenschaftler gehen davon aus, dass die Enzymfunktion im Körper mehrere Tage nach dem Genuss einer Grapefruit gestört sein kann.

Dieser Effekt tritt nicht nur bei frischer Grapefruit auf, sondern bei allen Grapefruit-Produkten und in anderem Ausmaß auch bei weiteren Zitrusfrüchten wie Pampelmusen, Bitterorangen und Pomelos. Glücklicherweise haben Orangen oder Mandarinen keinen Effekt auf das Cytochrom P450 und führen deswegen nicht zu Wechselwirkungen mit Medikamenten.

Übrigens gibt es noch andere Lebensmittel, die Wechselwirkungen mit Medikamenten haben. Milch beispielsweise verträgt sich nicht mit einigen Antibiotika. Aufpassen sollte man bei den Wirkstoffen Ciprofloxacin, Norfloxacin und Doxycyclin. Diese Mittel werden bei gleichzeitiger Einnahme mit Milch schlechter vom Körper aufgenommen und wirken schwächer. Auch Bisphosphonate, die gegen die Knochenerkrankung Osteoporose verschrieben werden, sollte man nicht mit Milch einnehmen. Dabei ist Milch mit ihrem hohen Kalziumgehalt eigentlich gut für die Knochen ist. Auch hier wird die Wirkung der Medikamente abgeschwächt. Mindestens zwei Stunden sollten zwischen der Einnahme und dem Genuss von Milchprodukten liegen.

Selbst die Gerbstoffe, die in Tee und Kaffee enthalten sind, können bei gleichzeitiger Einnahme von einigen Antidepressiva zu einem Therapieversagen führen. Es ist also durchaus sinnvoll, den Beipackzettel eines Medikaments genau zu lesen.

Diese Beispiele zeigen, dass Nahrungsmittel ganz bedeutsame Wirkungen im menschlichen Körper hervorrufen können. Auch wenn viele Ärzte nicht müde werden, immer wieder zu behaupten, dass Nährstoffe oder Nahrungsergänzungsmittel keine Wirkungen auf den Körper hätten, sonst wären sie ja Medikamente, zeigt beispielsweise die Grapefruit genau das Gegenteil.

Selbstverständlich haben auch Nahrungsmittel Wirkungen, die über die reine Zufuhr von Baustoffen oder Energie hinausgehen. Ähnlich wie Medikamente steuern sie Funktionen im Körper, können Nebenwirkungen hervorrufen und uns gesund oder krank machen. Nur fehlen leider häufig aussagekräftige Studien, die die Wirkungen von Lebensmitteln wissenschaftlich beweisen.

Das hat mehrere Gründe: Zum einen kosten Studien

Geld, das von der finanzierenden Firma irgendwann wieder verdient werden muss. Und Lebensmittel lassen sich nicht patentieren, was einen Return on Investment zumindest schwierig macht. Zum anderen sind Lebensmittel komplexe Strukturen, die sich nicht auf einzelne Wirkstoffe reduzieren lassen, wie das zum Beispiel bei Medikamenten der Fall ist. Außerdem schwanken innerhalb der verwendeten Lebensmittel häufig die Mengen an Inhaltsstoffen. Nicht jedes Ei hat die gleiche Anzahl von Fetten, nicht jeder Fisch die gleiche Anzahl von Omega-3-Fettsäuren, nicht jede Kartoffel die gleichen Kohlenhydrate. Ein wissenschaftlicher Vergleich wird dadurch erschwert.

Das eigentliche Problem ist jedoch sicherlich die äußerst kompliziert durchzuführende Bewertung unterschiedlicher Ernährungsformen. Einen Großteil der wissenschaftlichen Erkenntnisse über die Ernährung verdanken wir nämlich statistischen Vergleichen verschiedener Menschengruppen, die sich unterschiedlich ernähren. So werden beispielsweise Vegetarier mit Fleischessern verglichen. Das erfolgt nicht dadurch, dass man eine Gruppe von Menschen zwingt, über einen Zeitraum eine bestimmte Ernährung durchzuführen, sondern indem man rückblickend das Auftreten von Ereignissen in den jeweiligen Gruppen betrachtet. Man vergleicht also eine Gruppe, die sich von Haus aus vegetarisch ernährt, mit einer Gruppe, die auch Fleisch isst.

Dass Vegetarier generell gesünder sind als Fleischesser und wahrscheinlich sogar länger leben, kann nun auch damit zu tun haben, dass sich Vegetarier statistisch gesehen insgesamt gesünder verhalten als Fleischesser.

Sie machen vielleicht mehr Sport, achten auf weniger Schadstoffe in der Ernährung, haben häufig mehr Geld zur Verfügung und genießen eine höhere Bildung – alles übrigens Faktoren, die generell mit einer guten Gesundheit und einem langen Leben verknüpft sind, egal, ob man Fleisch isst oder nicht. Ob also der Verzicht auf Fleisch die gesundheitlichen Effekte hervorruft, kann nicht eindeutig geklärt werden. Vielleicht ist es einfach der vegetarische Lebensstil mit all seinen Begleitumständen, der die gesundheitliche Wirkung entfacht.

Studien über gesundheitliche Effekte von Nährstoffen, Nahrungsmitteln oder Nahrungsergänzungsmitteln sind also schwierig durchzuführen, die Wirkungen von Lebensmitteln im menschlichen Körper sehr komplex. Dennoch gibt es glücklicherweise einige als gesichert anzusehende Erkenntnisse, dass man viele Krankheiten auch mit Nährstoffen und nicht nur mit Medikamenten behandeln kann.

In den folgenden Kapiteln möchte ich Ihnen einige dieser Krankheiten vorstellen und mit Ihnen die Möglichkeiten kennenlernen, die unsere Ernährung zu einem wichtigen Bestandteil einer ganzheitlichen Behandlung machen.

Unsere Ernährung bietet uns eine großartige Möglichkeit, sanft auf den Körper Einfluss zu nehmen. Mit nur wenigen Nebenwirkungsrisiken können wir komplexe Prozesse in unserem Stoffwechsel unterstützen und steuern. Durch eine Therapie mit Nährstoffen lassen sich viele Krankheiten positiv beeinflussen.

Hierbei muss die Nährstofftherapie nicht exklusiv erfolgen, sondern kann auch die vom Arzt durchgeführten medikamentösen Maßnahmen unterstützen.

In meiner Praxis setze ich die Nährstofftherapie sehr häufig ein – meistens mit dem Ziel, irgendwann völlig auf Medikamente verzichten zu können. Für mich ist es immer wieder faszinierend, welche erstaunlichen Wirkungen eine veränderte Ernährung auf uns Menschen haben kann. Dabei geht es nicht nur um klassische Stoffwechselerkrankungen wie Diabetes oder einen erhöhten Cholesterinspiegel. Vielmehr lassen sich viele Erkrankungen durch Ernährung positiv beeinflussen, bei denen wir im ersten Moment nicht daran denken.

Als Sportarzt behandle ich zum Beispiel viele Menschen mit akuten oder chronischen Gelenkschmerzen. Häufig kann ich auf den Einsatz entzündungshemmender Medikamente komplett verzichten, wenn ich meine Patienten ermuntere, ihre Ernährung zu verändern, und zusätzlich bestimmte Nährstoffe empfehle. Und das Beste für meine behandelten Leistungssportler: Die Nährstoffe stehen nicht auf einer Dopingliste!

Aber auch Menschen, die nicht regelmäßig Sport treiben, profitieren von der Wirkung der Ernährung. Wussten Sie zum Beispiel, dass sich Bluthochdruck häufig mithilfe von Avocado senken lässt? Oder dass Omega-3-Fettsäuren, wie sie in vielen Fischen oder Nüssen vorkommen, bei Patienten mit einer Depression ganz erstaunliche Wirkungen haben – und das ohne die Nebenwirkungen, die viele antidepressive Medikamente mit sich bringen?

Wenn Sie an einer Krankheit leiden, sollten Sie die Medikamente, die Ihnen Ihr Arzt verordnet hat, natürlich nicht einfach absetzen und sich nur auf die Wirkung von Nahrungsmitteln verlassen. Aber ich möchte Sie ermutigen, mit Ihrem Arzt über die Möglichkeiten einer Nährstofftherapie zu sprechen. Übertriebene Erwartungen sind natürlich fehl am Platz, aber sie kann ein wichtiges Puzzleteil in der Therapie sein. Probieren Sie es doch einfach mal aus, Ihr Körper wird es Ihnen danken!

Lassen Sie uns einen tieferen Blick auf die Möglichkeiten werfen, die Gesundheit mittels Nährstoffen zu beeinflussen, ja, sogar zu therapieren.

Mit Nahrung gegen Beschwerden

Arthritis und Rheuma

Entzündliche Gelenkerkrankungen wie Arthritis oder Rheuma können für die Betroffenen wirklich sehr belastend sein. Die Beschwerden sind chronisch, dauern also häufig über Jahre an, und lassen sich nicht immer befriedigend behandeln, auch wenn in der Rheumatologie in den vergangenen Jahren extreme Fortschritte erzielt wurden.

Bei einer Erkrankung des rheumatischen Formenkreises kann man sich vereinfacht vorstellen, dass der Körper sich selbst bekämpft. Es kommt zu einer fehlgeleiteten Immunreaktion, sodass die Zellen nicht mehr sicher zwischen Freund und Feind unterscheiden können. Die Leidtragenden sind die Weichteile und die Gelenke, die häufig geschwollen sind und Schmerzen bereiten.

Ein langjähriger Behandlungsansatz besteht in der Unterdrückung der Entzündungsreaktion mithilfe von Kortison. Die Therapie bringt aber durchaus Probleme mit sich, schließlich hat Kortison – selbst wenn es sich dabei um einen natürlichen, körpereigenen Stoff handelt – einige gravierende Nebenwirkungen: Magenschleimhautentzündung, Diabetes, Osteoporose, Zunahme des Körpergewichts (um nur einige zu nennen). Ein Verzicht auf Kortison – oder zumindest eine Reduktion der benötigten Menge – in der Therapie entzündlicher Gelenkerkrankungen wäre deshalb wünschenswert.

Deswegen ist es sinnvoll, durch eine gezielte Ernährung die Entzündungsreaktion des Körpers im Zaum zu halten und dadurch letztlich auch Medikamente einzusparen. Mittlerweile ist es wissenschaftlicher Konsens, dass sich Schmerzen durch entzündliche Gelenkerkrankungen wie Rheuma oder Arthritis mit einer gezielten Ernährung deutlich reduzieren lassen. Vor allem die Reduktion tierischer Lebensmittel steht hierbei im Vordergrund.

Ein guter Start in solch eine Ernährung mit mehr vegetarischer Kost und weniger Fleisch ist eine Fastenkur. Wie? Eine Woche oder länger nichts essen? Für viele unvorstellbar! Doch evolutionsbedingt ist unser Körper durchaus dafür gemacht, längere Hungerperioden auszuhalten. In der Steinzeit war das sogar die Regel. Denn der Jäger erlegte selten das Wildschwein Punkt 12 Uhr und die Dame des Hauses tischte abends auch nicht pünktlich um 18 Uhr die Pilzmahlzeit auf. Fastenzeiten gehörten für unsere Vorfahren zum Alltag.

Heute zeigt mittlerweile eine Fülle wissenschaftlicher Studien, dass Fasten insbesondere für Rheuma- und Schmerzpatienten ein guter Impuls zur Selbstheilung sein kann und einen entzündungshemmenden Effekt hat. **Offenbar bewirkt das Fasten eine Art Reset unseres Stoffwechsels – der Beginn von etwas Neuem.** Am Ende der Fastenkur fällt vielen Patienten eine Ernährungsumstellung leichter und hält auch länger an als ohne eine Fastenkur.

Doch bitte bedenken Sie: Das Fasten braucht Zeit, Ruhe und Muße, sich darauf einzulassen. Also machen Sie es nicht wie ich. Ich dachte, ich kann fasten und weiter voll in der Praxis arbeiten. Das ging schief. Schon am zweiten Tag habe ich angefangen, Äpfel und Reis zu futtern. Dabei hat mein Körper eigentlich ganz normal reagiert. Denn die ersten beiden Fastentage sind besonders mühsam und durchaus anstrengend. Das liegt daran, dass das Gehirn vermehrt die Stresshormone Adrenalin und Cortisol ausschüttet. Der Körper schlägt Alarm, Hunger bedeutet Gefahr, der Fluchtreflex wird aktiviert. Bei mir hat er besonders gut funktioniert.

Deswegen sollte man beim ersten Mal am besten in eine naturheilkundliche Klinik gehen. Unter ärztlicher Begleitung fällt es leichter, standhaft zu bleiben. Zudem ist Heilfasten viel mehr als nur das Weglassen von Essen. In guten Kliniken bekommt der Patient viele Begleittherapien wie Kneippgüsse, Leberwickel, Massagen und Bewegung, was den Stoffwechsel zusätzlich anregt. Ab dem dritten Tag fällt das Fasten zudem zunehmend leichter. Das Gehirn stellt den Alarmmodus ab und gewöhnt sich ans Hungern. Das Glückshormon Serotonin wird vermehrt ausgeschüttet und sorgt nicht nur für ein erstes Hochgefühl, sondern hemmt auch Entzündungsbotenstoffe. Die Schmerzen lassen nach. Eigentlich ist es gar nicht erstaunlich, dass unser Körper so auf Nahrungsverzicht reagiert. Denn evolutionsbedingt war es früher eher die Regel als die Ausnahme, dass Essen nicht immer verfügbar war. Unser Körper kann also damit umgehen.

Am weitesten verbreitet ist die Fastenmethode nach Otto Buchinger (1878–1966). Der Arzt hatte seine rheumatische Arthritis durch Fasten geheilt und später eine eigene Fastenklinik gegründet. Sein Buch »Das Heilfasten und seine Heilmethoden« und sein Konzept sind bis heute aktuell: Morgens und abends wird ein kleines Glas Obst- oder Gemüsesaft getrunken, mittags ungesalzene Gemüsebrühe und zwischendurch Kräutertee und stilles Wasser. Daran merkt man schon: Fasten ist mehr als nichts essen. Nach Ende der Fastenzeit, die bis zu zwei Wochen dauern kann, gibt es Entlastungstage mit Obst oder Reis. Damit wird besonders der Darm schonend auf das normale Essen vorbereitet.

Doch nicht alle können, wollen oder dürfen fasten. Und, das muss man auch sagen, es ist nicht jedermanns Sache. Eine interessante Alternative könnte das Intervallfasten sein. Dabei fastet man nur stundenweise, genauer gesagt 16 Stunden, beispielsweise von 20 Uhr abends bis 12 Uhr am nächsten Tag. In dieser Zeit ist Trinken erlaubt, alles, was Kalorien hat, ist jedoch tabu. Intervallfasten ist also so etwas wie die Lightversion des Heilfastens. Aktuell wird viel darüber gesprochen und geschrieben, dennoch gibt es im Gegensatz zum Heilfasten bisher erst wenige Studien, wie sich das Intervallfasten auswirkt. Erste Ergebnisse zeigen aber, dass Essenspausen von 16 Stunden ebenfalls einen positiven Effekt haben, wenn auch nicht so deutlich wie beim Heilfasten. Patienten berichten, dass sie weniger Schmerzen haben, besser schlafen und sie dabei abnehmen.

Sicherlich liegt das auch daran, dass das Intervallfasten generell einen bewussteren Umgang mit sich bringt, was und wie man isst. Fakt ist auch, dass beide Fastenmethoden eine gewisse Sensibilisierung mit sich bringen und die Gelegenheit günstig ist, mit einer gesünderen Ernährung zu starten. Ein Allheilmittel ist es sicher nicht, aber wer will, kann es einfach ausprobieren. Wer Medikamente wie Blutzucker- oder Blutdrucksenker einnehmen muss, sollte sich allerdings auch beim Intervallfasten mit seinem Arzt beraten. Denn meistens muss die Dosierung der Medikamente angepasst werden.

Wichtig für Rheumapatienten ist auch, den Mechanismus der sogenannten Arachidonsäure, einer mehrfach ungesättigten Fettsäure, zu kennen. Sie wird vom Körper ganz natürlich selbst gebildet, um Bakterien oder Viren mit einer Entzündungsreaktion abzuwehren. Bei chronischen Entzündungen wie beim Rheuma ist dieser Mechanismus aber aus dem Gleichgewicht geraten. Der Körper produziert selbst viel zu viel davon, was die Entzündungsprozesse weiter anfeuert. Lebensmittel wie Fleisch und Wurst, die viel Arachidonsäure enthalten, sollten daher gemieden werden.

Denn zahlreiche Studien belegen mittlerweile, dass eine fleischlose Ernährung Gelenkschwellungen, Schmerzen und die Entzündungswerte im Blut verringern kann. Auch meine Patienten, die ihre Ernährung erfolgreich umgestellt haben, erzählen mir immer wieder, dass ihre Gelenkschmerzen mit einer vegetarischen Kost abgenommen haben. Aber man muss nicht gleich zum Vollblutvegetarier oder gar Veganer werden: Sogar eine fleischarme Ernährung scheint da schon Positives zu bewirken. Weniger ist also mehr.

Eine Statistik aus dem Fleischatlas[6] der Heinrich-Böll-Stiftung und des BUND lässt mich übrigens immer wieder ungläubig den Kopf schütteln. Denn im Laufe unseres Lebens essen wir durchschnittlich 1100 Tiere! Unter anderem 945 Hühner, 46 Schweine und vier 4 Rinder.

Aber glauben Sie mir: Man kann weniger Fleisch essen! Vor einigen Jahren, angespornt durch viele Berichte und Studien, wollte ich ausprobieren, wie es sich anfühlt, sich vegan zu ernähren. Ich war zuvor »Allesfresser«. Ich aß also mit Genuss Fleisch, Eier und Milchprodukte. Darauf wollte ich zwei Wochen lang verzichten. Anfangs träumte ich nachts von halben Hähnchen, doch schon nach diesen beiden Wochen fühlte ich mich großartig. Mein Verzicht war plötzlich eine Bereicherung. Ich entdeckte viele neue Rezepte, fühlte mich insgesamt besser. Aus den geplanten zwei Wochen wurde schließlich ein Dreivierteljahr. Auf Dauer war eine vegane Ernährung nichts für mich. An die gemüsereiche Kost hatte ich mich jedoch gewöhnt. Seitdem bin ich Fisch essender Vegetarier. Mit Genuss. Meine Patienten mit entzündlichen Gelenkerkrankungen ermuntere ich, diese Ernährung mal zu probieren.

Man muss aber nicht unbedingt etwas weglassen, um den Arachidonsäurespiegel positiv zu beeinflussen. Interessante Gegenspieler der Arachidonsäure sind nämlich Omega-3-Fettsäuren. Sie kommen beispielsweise in Kaltwasserfischen wie Makrele, Hering, Thunfisch oder Lachs vor. Omega-3-Fettsäuren können offenbar die Umwandlung der Arachidonsäure in Entzündungsstoffe hemmen und sollten deswegen regelmäßig gegessen werden. Es gibt mehrere wissenschaftliche Arbeiten, die zeigen, dass mit dem regelmäßigen Verzehr von Kaltwasserfischen Gelenkschmerzen oder die typische Morgensteife gelindert werden können. Sie mögen keinen Fisch? Kein Problem, denn nicht nur Kaltwasserfische sind reich an Omega-3-Fettsäuren. Auch Walnüsse, Mandeln und Öle sind gute Quellen. Hier hat ausnahmsweise mal nicht das sonst so gesunde Olivenöl die Nase vorn. Bessere Omega-3-Fettsäure-Quellen sind Rapsöl und Leinöl. Letzteres ist besonders reich an Omega-3-Fettsäuren. Es hat jedoch den Nachteil, dass es leicht verderblich ist. Schon nach acht Wochen wird es ranzig. Am besten kauft man nur kleine Flaschen und bewahrt diese im Kühlschrank auf.

Eine Ernährung mit viel Obst und Gemüse ist auch deshalb für Rheumapatienten zu empfehlen, weil viele Studien gezeigt haben, dass bei diesen Patienten häufig die Vitamine C und E im Defizit sind. Doch um den Blutspiegel in den optimalen Bereich zu bekommen, reicht eine pflanzenreiche Ernährung manchmal nicht aus. Eine Laboruntersuchung kann genauere Auskunft über die Defizite im Mikronährstoffprofil geben. Der betreuende Arzt wird dann sehen, ob eventuell Nahrungsergänzungsmittel nötig sind, um den Bedarf zu decken.

Das Gleiche gilt übrigens für Vitamin D. Sehr häufig haben Rheumapatienten einen zu niedrigen Vitamin-D-Spiegel. Über die Ernährung kann man da wenig ausrichten, da das meiste Vitamin D – wie schon beschrieben – über die

Haut und das Sonnenlicht gebildet wird. Selbst wenn für Rheumatiker manchmal schon kleinste Anstrengungen nicht zu schaffen sind, sollten diese versuchen, regelmäßig an die frische Luft zu kommen. Reicht es an schlechten Tagen nicht für einen Spaziergang, kann es ein kleines Sonnenbad auf dem Balkon oder am Fenster sein.

Und noch ein paar Tipps von mir: Vielfach sind Küchenarbeiten wie das Gemüseschnippeln für Rheumapatienten nur schwer zu bewältigen, weil die Finger zu sehr schmerzen oder geschwollen sind. Deshalb sei an dieser Stelle erwähnt, dass portionsgerecht geschnittenes Tiefkühlgemüse viel besser als sein Ruf ist. Das Gemüse wird frisch kurz nach der Ernte tiefgefroren und enthält mitunter sogar mehr Vitamine als ein Gemüse, das tagelang im Supermarkt oder zu Hause auf der Küchenzeile auf seine Verarbeitung wartet.

Außerdem gibt es etliche Helfer, die die Küchenarbeit erleichtern. Spezialgriffe für Messer oder Flaschenöffner sind im Fachhandel erhältlich. Manchmal hilft auch ein zweckentfremdet eingesetzter Fahrradgriff oder Gartenschlauch, der über den Messergriff gesteckt werden kann. Es gibt zudem spezielle abgewinkelte Griffe, mit denen man ohne großen Kraftaufwand Gemüse schneiden kann.

Arthrose

Im Gegensatz zu rheumatischen Erkrankungen steht bei einer Arthrose nicht die Entzündung der Gelenke im Vordergrund, sondern deren Abnutzung. Unter einer Arthrose wird nämlich landläufig der vermehrte Verschleiß von

Knorpeln und Gelenken verstanden, an denen allein in Deutschland ungefähr acht Millionen Patienten leiden. Arthrose ist einer der häufigsten Beratungsanlässe in meiner Hausarztpraxis.

Normalerweise bildet der Knorpel eine Schutzschicht im Gelenk, die ein sanftes Gleiten der beiden Knochenenden aufeinander ermöglicht. Der Knorpel verteilt gleichmäßig die auf das Gelenk auftreffenden Belastungen und dient als eine Art Stoßdämpfer. Bei einer Arthrose verändert sich diese Knorpelschicht. Sie kann sogar komplett verschwunden sein, sodass Knochen auf Knochen trifft.

Wichtig zu wissen: Nicht jede Arthrose bereitet Schmerzen oder Einschränkungen der Beweglichkeit. Sie kann in der Tat völlig symptomlos verlaufen. Nicht selten sehe ich in meiner Sprechstunde Patienten, bei denen wir im Röntgenbild zufällig Arthroseveränderungen sehen, ohne dass jemals Beschwerden aufgetreten sind.

Besonders eindrucksvoll habe ich das im vergangenen Jahr bei einem Lauf durch den Harz erlebt. Etwas mehr als 30 Kilometer standen auf meinem Programm, die ich locker joggend absolvieren wollte. Dennoch war ich an der Startlinie etwas aufgeregt, denn so einen langen Lauf bergauf und bergab hatte ich bislang noch nicht gemacht. Gut, dass neben mir ein erfahrener Ultraläufer stand, der versuchte, mich etwas zu beruhigen. Da er wusste, dass ich Fernseharzt bin, fing er natürlich gleich an, mir von seinen Knien zu erzählen. Er litt nämlich unter einer Arthrose vierten Grades. Und das an beiden Kniegelenken. Grad vier ist der am weitesten fortgeschrittene Grad einer Arthrose. Als ich etwas erstaunt fragte, warum er als Arthrosepatient an diesem Harzquerungslauf teilnehmen wollte, sagte er, dass seine Knie gar nicht wehtun würden. Erstaunlich: kein Schmerz bei einer fortgeschrittenen Arthrose.

Das Röntgenbild sagt uns nicht immer die Wahrheit, wenn es um die Schmerzen geht. Übrigens haben Menschen, die regelmäßig joggen, entgegen der landläufigen Meinung eher weniger häufig Kniegelenksarthrosen als Nichtläufer. Wenn sie dann doch mal eine Arthrose erwischt, tut die in der Regel weniger stark weh.

Nichtsdestotrotz: Gelenkschmerzen sind meistens der Anlass, weshalb wir Ärzte nach einer Arthrose fahnden. Typisch hierfür ist der sogenannte Anlaufschmerz. Vor allem morgens haben die Patienten bei den ersten Bewegungen Schmerzen in den Gelenken, die sich im Laufe der Bewegung verbessern. Dieser Schmerz tritt aber auch im Verlauf des Tages auf, nachdem man längere Zeit gesessen oder gestanden hat. Jede erneute Bewegung tut dann weh. Von einer Arthrose können praktisch alle Gelenke betroffen sein. Besonders häufig tritt sie allerdings an den Hüften, Knien und Fingern auf. Meistens bereitet eine Arthrose den Patienten auch eine unangenehme Gelenksteifigkeit. Mit zunehmendem Krankheitsverlauf kann es zu Gelenkdeformationen und Fehl- beziehungsweise Schonhaltungen kommen.

Die gute Nachricht: Durch Ihre Ernährung und die Zufuhr spezieller Nährstoffe können Sie eine Arthrose mehr beeinflussen, als Sie vielleicht denken. Der zerstörte Knorpel lässt sich durch eine spezielle Ernährung zwar nicht wiederherstellen. Die Schmerzen und die damit verbundenen Bewegungseinschränkungen lassen sich aber sehr wohl über das, was auf Ihrem Teller liegt, verringern. Und vorbeugen können Sie mit der richtigen Ernährung auch.

Dass Übergewicht eine hohe Belastung für Knochen und Gelenke ist, wissen die meisten. Aber es ist nicht nur die rein mechanische Belastung, die schwer auf den Gelenken lastet. Offenbar ist es auch das Fettgewebe selbst, das Entzündungsprozesse fördert. Das Fettgewebe produziert bestimmte Stoffe, die den Knorpel weicher und anfälliger machen. Deswegen verbessert sich durch den Abbau von Übergewicht auch eine Arthrose in den Fingern, obwohl die durch zu viel Körpergewicht ja kaum beeinträchtigt werden. Jedes Kilogramm weniger ist hier also eine gute Entlastung.

Wie im Abschnitt zu Arthritis und Rheuma ausführlich beschrieben, ist es auch für Arthrose-Patienten überlegenswert, eine Ernährungsumstellung mit einer Fastenkur zu starten. Die Studienergebnisse hierzu sind sehr positiv. Zudem hilft eine fleisch- und damit arachidonsäurearme Ernährung, der Aktivierung einer Arthrose vorzubeugen. Durch eine Aktivierung der Arthrose kommt es dann eben doch zu entzündlichen Reaktionen in den Gelenken, die äußerst schmerzhaft sein können. Omega-3-Fettsäuren sind Gegenspieler der Arachidonsäure, wirken entzündungshemmend und können sogar dazu beitragen, die Knorpelzerstörung aufzuhalten. Sie sind reichlich in Kaltwasserfischen wie Lachs und Hering sowie in Raps- oder Leinöl enthalten.

Auch die Vitamine C und E wirken entzündungshemmend. Vitamin C scheint zudem die Reparatur und Neubildung von Knorpelgewebe zu fördern. Allerdings ist ein bisschen unklar, ob das allein durch eine vitaminreiche Ernährung passiert. Denn in Studien wurden diese Effekte nur mit höher dosierten Nährstoffpräparaten erzielt. Falsch ist eine Vitamin-C-reiche Ernährung jedenfalls nicht. Und wer dabei vor allem an Zitrusfrüchte denkt, ist zwar nicht auf dem Holzweg. Aber einheimisches Obst und Gemüse enthält teilweise mehr Vitamin C als Zitrusfrüchte. Allen voran Gemüse wie Rosenkohl und Grünkohl. Auch Schwarze Johannisbeeren liegen im Vitamin-C-Gehalt deutlich über dem von Zitrusfrüchten. Absoluter Spitzenreiter ist jedoch Sanddorn. Ein Glas Sanddornsaft enthält mehr als die fünffache Menge an Vitamin C wie eine vergleichbare Menge Zitrone. Ganz abgesehen davon, dass man Zitronen in der Menge gar nicht essen möchte.

Generell kann ich eine Ernährung mit einem hohen Anteil an Obst und Gemüse nur empfehlen. Denn offenbar hat sie langfristig eine knorpelschützende Wirkung, und das sogar unabhängig vom Körpergewicht. Englische Forscher des King's College London haben das in einer aufwendigen Studie mit 500 weiblichen Zwillingen nachgewiesen. Die Forscher verglichen nicht nur deren Ernährungsgewohnheiten, sondern röntgten zusätzlich die Hüftgelenke und untersuchten sie auf Arthrose. Die gesündesten Hüftgelenke hatten die Teilnehmerinnen, die sich am häufigsten pflanzlich ernährten und zusätzlich am meisten Lauchgemüse wie Knoblauch und Zwiebeln aßen. Der Wirkstoff Diallylsulfid, eine Schwefelverbindung, die man bei Knoblauch ohne Zweifel riechen kann, hat auch im Labor gezeigt, dass er knorpelabbauende Enzyme und Entzündungsstoffe unschädlich machen kann.

Nun folgt mein absoluter Favorit in der Behandlung von Arthroseschmerzen: Gewürze. Ich finde, dass diese in der Naturheilkunde noch immer unterschätzt werden. Ihre Wirkung hat schon viele meiner Patienten erstaunt und wir konnten mit der Hilfe von Gewürzen viele Schmerzmedikamente komplett absetzen. Kurkuma ist hierbei sicherlich die Pflanze, die mittlerweile am besten untersucht ist. Das Gewürz aus der Familie der Ingwergewächse wird schon seit Jahrhunderten in der traditionellen chinesischen und in der ayurvedischen Medizin für seine entzündungshemmende Wirkung geschätzt. Im Mittelpunkt steht hier der Inhaltsstoff Curcumin. In verschiedenen Studien wurde die Wirksamkeit im Vergleich zu einem Placebo oder Schmerzmitteln wie Diclofenac und Ibuprofen untersucht.

In allen Untersuchungen erwies sich Curcumin als wirksam, verminderte Schmerzen und Steifheit. Zudem verbesserte sich die Gelenkfunktion.

Auch wenn es Curcumin hoch dosiert in Kapselform gibt, würde ich das natürliche Gewürz bevorzugen. Am besten entfaltet Kurkuma seine Wirkung mit Piperin, einem Bestandteil des schwarzen Pfeffers. Also gleichzeitig ordentlich Pfeffer dazugeben! Kurkuma sollte man am besten in Suppen, Saucen, Reis oder vegetarischen Brotaufstrichen verarbeiten. Etwa ein Teelöffel täglich ist empfehlenswert. Kurkuma kann man jedoch auch Getränken beimischen, beispielsweise Gewürztees und -milch sowie Smoothies. Das schmeckt übrigens gar nicht mal schlecht.

Neben Kurkuma wird Ingwer eine schmerzlindernde Wirkung bei Arthrose nachgesagt. Die Knolle ist reich an ätherischen Ölen und Scharfstoffen wie dem Gingerol, das dem Ingwer den speziellen scharfen Geschmack verleiht. So ganz haben Wissenschaftler die Prozesse noch nicht verstanden, warum Ingwer in Studien bei Arthrosepatienten schmerzlindernd wirkte. Vermutlich kann Ingwer einen Signalstoff unterdrücken, der Entzündungsprozesse anschiebt und den Knorpelabbau vorantreibt. Falsch machen kann man zumindest nichts, wenn man viel mit Ingwer würzt. In der Naturheilkunde wird Ingwer übrigens auch zur äußerlichen Anwendung empfohlen: Ein Ingwerwickel, bei dem man frischen Ingwer zu einer Paste zerreibt und mit einem Mulltuch auf das schmerzende Gelenk legt, kann zur Schmerzlinderung beitragen.

Zudem wird eine Gewürzmischung aus Kreuzkümmel, Koriander und Muskatnuss oft gegen Schmerzen durch Arthrose empfohlen. Allerdings muss man hier wissen, dass es wenig belastbare Studien dazu gibt und Muskatnuss in höheren Mengen sogar giftig ist. Mein Rat: Ein bisschen mehr Würze im Essen ist immer gut, spart Salz und ist ein tolles Erlebnis für den Gaumen. Ob das an den Gelenkschmerzen etwas ändert, muss man für sich ausprobieren. Denn wie vorhin ausgiebig besprochen, wirken Lebensmittel bei jedem Menschen unterschiedlich stark. Aber das trifft für die klassischen Medikamente genauso zu.

Oft fragen meine Patienten nach Nahrungsergänzungsmitteln gegen Arthrose. Doch wenn sie sich nach der Wirksamkeit erkundigen, muss ich oft sagen, dass man keine Wunder erwarten darf. Einige Pflanzenextrakte und Nährstoffe sind mittlerweile wissenschaftlich ganz gut untersucht und durchaus einen Versuch wert. Das trifft beispielsweise auf die Einnahme von Kaltextrakten der Hagebutte zu. Sie kann die Beweglichkeit der Gelenke verbessern und die Arthroseschmerzen verringern. So das Ergebnis kleinerer Studien, unter anderem der Charité Berlin. Allerdings trat die Wirkung erst nach mehrmonatiger Einnahme ein. Hagebuttentee ist jedoch nicht wirksam.

Bitte tun Sie mir und meinen hausärztlichen Kollegen einen Gefallen: Informieren Sie Ihren Arzt darüber, welche Wirkstoffe Sie zusätzlich einnehmen, auch wenn es nur Nahrungsergänzungsmittel sind. Denn auch diese können Nebenwirkungen oder Wechselwirkungen mit Medikamenten haben. Ein Beispiel ist der Nährstoff Nicotinamid. Er verbessert zwar die Gelenkbeweglichkeit und verringert den Schmerzmittelbedarf, aber er löst auch häufig Schwindel aus und kann die Leberwerte beeinträchtigen. Am besten, Sie besprechen also mit Ihrem Arzt, ob und welche zusätzlichen Nährstoffe bei Ihnen und Ihren eventuellen Begleiterkrankungen sinnvoll sind.

Auch die Nahrungsergänzungsmittel Chondroitin und Glucosamin sind bei Patienten beliebt. Verständlich, denn der Leidensdruck ist oft sehr hoch. Chondroitin und Glucosamin sollen eine Arthrose aufhalten. Auf den ersten Blick ergibt das sogar Sinn: Glucosamin ist ein Baustein des Knorpelgewebes, Chondroitin kommt ebenfalls natürlicherweise im Knorpel vor. Doch die wissenschaftliche Studienlage ist widersprüchlich. Es gibt zwar einige Studien, die einen Nutzen von Chondroitin und Glucosamin zeigen wollen, aber erst kürzlich wurde eine spanische Studie abgebrochen, weil die beiden Präparate noch schlechter abschnitten als ein Placebo. Die internationale Arthrosegesellschaft OARSI sieht in ihren Leitlinien deshalb keinen Nutzen dieser Produkte.

Das Problem ist, dass der Stoff, der zwar natürlicherweise im Gelenk vorkommt, wenn er über die Nahrung aufgenommen wird, nicht unbedingt dort ankommt, wo er eigentlich benötigt wird: im Gelenk. Man wird schließlich auch nicht schlauer, wenn man Gehirn isst. Also werden die Gelenke nicht unbedingt gesünder, wenn man Gelenkbestandteile futtert. Ich glaube also, Sie können sich das Geld sparen. Investieren Sie es lieber in ein Sportgerät.

Denn neben einer gesunden Ernährung ist es bei Arthrose vor allem wichtig, in Bewegung zu bleiben. Durch das Strecken und Beugen der Gelenke werden mit der Gelenkflüssigkeit Nährstoffe in den Knorpel gedrückt und Abfallprodukte abtransportiert. Wer sich bewegt, füttert und schmiert also seine Gelenke. Natürlich gibt es wissenschaftlich geprüfte Leitlinien, wie oft und wie lange man sich bewegen soll. In der Regel ist dabei von einer moderaten Belastung rund 150 Minuten pro Woche die Rede. Heruntergerechnet heißt das: dreimal die Woche 50 Minuten laufen, ohne groß zu schnaufen.

Aber ich würde das nicht so verbissen sehen. Der Unterschied zwischen »gar kein Sport« und »etwas Sport« ist enorm. Hier zählt jeder Schritt. Bevor Sie also nach dem

Motto »Das schaffe ich nie!« auf der Couch sitzen, fangen Sie lieber klein an, gern mit einem regelmäßigen Verdauungsspaziergang. Das mache ich übrigens auch, wenn ich mal eine Sportpause einlegen muss. Erst danach renne ich wieder durch den Harz.

Auf jeden Fall möchte ich Sie ermuntern, gelenkfreundliche Sportarten auszuprobieren. Bewegung im Wasser wie beim Aquafitness ist besonders gut, weil man durch den Auftrieb des Wassers die Gelenke schont und gleichzeitig die Muskulatur mehr fordert als an Land. Viele Patienten können im Wasser sogar wieder Bewegungen ausführen, die an Land lange gar nicht möglich waren. Ein fester Sporttermin wird zudem schnell zur Gewohnheit, da man eben nicht mehr darüber nachdenken muss, wann man geht. Wenn dann noch ein Freund vor der Tür steht, mit dem man sich verabredet hat, gibt es keine Ausrede mehr. Man kann ja nach dem Sport auch noch gemeinsam was Schönes kochen.

Bluthochdruck

Ein hoher Blutdruck ist sehr heimtückisch: Häufig spüren wir nämlich nicht, dass der Druck in unseren Gefäßen und unserem Herzen erhöht ist. Ganz im Gegenteil: Wir fühlen uns oft munter und wohl, wenn die Druckwerte oberhalb der Norm liegen. Aber dieses Wohlgefühl trügt, denn die Gefäße nehmen langsam, aber sicher Schaden, wenn der Blutdruck über einen längeren Zeitraum erhöht ist. Dadurch, dass wir unseren Blutdruck in der Regel nicht spüren, ist die Routineuntersuchung in der Arztpraxis oder der Apotheke häufig der erste Zeitpunkt, an dem ein Bluthochdruck festgestellt wird. Jetzt heißt es, einen kühlen Kopf zu bewahren, denn nicht jeder Bluthochdruck muss sofort mittels Medikamenten gesenkt werden. Besprechen Sie erst mal mit Ihrem Arzt die Möglichkeiten einer Behandlung mittels Lifestyle-Veränderungen. Hierdurch lassen sich häufig erstaunliche Therapieerfolge erzielen – und die Ernährung gehört zu einem ganzheitlichen Behandlungskonzept dazu.

Mich fragen Patienten immer wieder: »Kann man wirklich seinen Bluthochdruck über die Ernährung beeinflussen? Und dadurch auf Medikamente verzichten?« Aber natürlich! Meine Empfehlung: Essen Sie morgens Selleriepüree mit Schokoladensauce, mittags ungesalzene Suppe und abends Weizenkleie mit einem Glas Rote-Bete-Saft. »Wie widerlich!«, denken Sie? Stimmt! Das ist natürlich totaler Quatsch. Aber es fasst ganz gut die folgenden Zeilen zusammen – und welche Nährstoffe ein Bluthochdruckpatient bevorzugen oder meiden sollte.

Schauen wir zunächst auf das sprichwörtliche Salz in der Suppe, seit Jahren ein vortreffliches Streitobjekt der Wissenschaft. Im Mittelpunkt steht die Frage, ob ein zu hoher Salzkonsum den Blutdruck nach oben treibt oder nicht.

Geht man ein paar Jahrhunderte zurück, stellt man fest: Salz war kostbar und unentbehrlich, nicht nur als Würze, sondern auch zur Konservierung. Es wurde fast wie Gold gehandelt. Heute ist es ein Cent-Artikel. Doch Salz erfüllt zahlreiche wichtige Aufgaben im Körper. Dass wir zu 0,9 % salzhaltig sind, merkt man nicht zuletzt an Tränen oder Schweiß. Salz ist an der Regulation des Flüssigkeitshaushalts beteiligt und hat eine wichtige Funktion für Blutdruck, Nerven und Stoffwechsel. In Notsituationen können Infusionen mit isotonischer Kochsalzlösung lebensrettend sein, sie sind sogar die am häufigsten verabreichte Infusionslösung weltweit.

Zurück zur Frage, ob ein zu hoher Salzkonsum den Blutdruck nach oben treibt oder nicht. Wie so oft kann man die Frage mit einem klaren Jein beantworten. Mehrere Studien haben zwar gezeigt, je höher der Salzkonsum ist, desto höher ist auch der Blutdruck. Doch mittlerweile weiß man, dass diese Feststellung keine allgemeine Gültigkeit hat, auch hier ist die Medizin wieder individueller, als wir vielleicht auf den ersten Blick vermuten. Man unterscheidet nämlich salzsensitive und nicht salzsensitive Menschen. Mit anderen Worten: Bei dem einen drückt Salz den Blutdruck nach oben, bei dem anderen nicht. Man geht davon aus, dass Kochsalz bei etwa 25 % der Patienten den Blutdruck erhöht. Reduziert ein salzsensitiver Hochdruckpatient seinen Salzkonsum, kann er seinen Blutdruck um etwa 10 mmHg senken. Das entspricht schon dem Wirkpotenzial eines herkömmlichen Bluthochdruckmedikaments – aber ohne Nebenwirkungen. Die Frage ist nur: Wer weiß schon, ob er salzsensitiv ist? Ausprobieren! Lassen Sie das Salz mal eine Zeit lang weg und messen Sie regelmäßig den Blutdruck.

Grundsätzlich kann man festhalten, dass wir im Durchschnitt zu viel Salz zu uns nehmen, täglich etwa 9 Gramm. Die Deutsche Gesellschaft für Ernährung (DGE) empfiehlt jedoch, 6 Gramm nicht zu überschreiten. Das entspricht etwa einem Teelöffel pro Tag. Doch den größten Teil unseres Salzspeichers füllen wir gar nicht aus dem Salzstreuer. Der Mammutanteil versteckt sich in verarbeiteten Lebensmitteln wie Brot, Wurst, Käse und Fertiggerichte. Und es gibt sogar Salzquellen, die wohl kaum jemand auf der Rechnung hat: Brausetabletten, die wir mit Vitamin- oder Mineralstoffpräparaten und Schmerzmitteln zu uns nehmen. Damit die Tabletten überhaupt sprudeln und sich in Wasser auflösen, wird von den Herstellern Natrium, also Salz, zugesetzt. Britische Wissenschaftler der Ninewells Hospital and Medical School Dundee sowie der UCL School of Pharmacy London zeigten in einer Studie, dass Patienten, die häufig solche natriumhaltigen Arzneien oder Nahrungsergänzungsmittel einnahmen, ein höheres Risiko für Bluthochdruck hatten. Das haben wohl die wenigsten Ärzte und Patienten auf dem Schirm.

Weniger bekannt, jedoch genauso wichtig, ist ein weiterer Nährstoff im Zusammenhang mit der Regulierung des Blutdrucks: Kalium. Kalium ist so etwas wie der Gegenspieler des Natriums. Studien haben gezeigt: Eine hohe Kaliumzufuhr kann bei Bluthochdruckpatienten blutdrucksenkend wirken und die ungünstigen Wirkungen des Natriums aufheben. Es geht also auch um das Verhältnis von Natrium und Kalium im Körper. Wer mehr Natrium, also Salz, zu sich nimmt, braucht eigentlich auch mehr Kalium.

Laut der DGE liegt der Wert für eine angemessene Tageszufuhr für Kalium bei 4000 Milligramm pro Tag. »Ist das viel?«, fragen Sie sich jetzt wahrscheinlich. Eigentlich nicht. Zumindest wenn man sich hauptsächlich von naturbelassenen Lebensmitteln sowie viel Gemüse und Obst ernährt. Avocados sind der absolute Spitzenreiter, was den Gehalt an Kalium anbelangt. Ich mag sie sehr, weil ihr Fruchtfleisch ein schneller, leckerer Brotaufstrich ist. Auch in Möhren, Kartoffeln, Hülsenfrüchten sowie Champignons und Trockenobst steckt viel Kalium. Und wer zum Würzen Kräuter statt Kochsalz verwendet, versorgt sich mit einer Extraportion Kalium und spart das in der Masse schädliche Natrium.

Häufig liest man, dass wir heute eher einen Kaliummangel hätten. Ich bezweifle das so pauschal. Denn es kommt wie immer auf die Konstitution des Einzelnen an. Wer per se viel Gemüse und Obst und eher naturbelassene Lebensmittel isst, sollte gut aufgestellt sein. Wer viele

Fertigprodukte zu sich nimmt oder an chronischen Durchfällen leidet, Abführmittel sowie harntreibende Medikamente einnehmen muss, hat durchaus ein Risiko für einen Kaliummangel. Ob man diesen tatsächlich hat, kann nur ein Labortest zeigen.

Auch den Magnesiumspiegel sollte man bei Bluthochdruck im Blick haben. Bei einem Magnesiummangel denkt man zwar in erster Linie an Muskelkrämpfe und Müdigkeit. Aber ein Mangel an diesem Mineralstoff kann auch den Blutdruck erhöhen und Herzrhythmusstörungen begünstigen. Offenbar wirkt Magnesium blutgefäßentspannend, ganz ähnlich wie ein Calciumantagonist, also ein chemisches Medikament, das häufig zur Behandlung des Bluthochdrucks eingesetzt wird.

Mehrere Studien haben einen positiven Effekt einer Magnesiumtherapie auf den Blutdruck gezeigt. In einigen sank der Blutdruck sogar um 20 mmHg. Allerdings rate ich Bluthochdruckpatienten davon ab, pauschal zu Magnesiumtabletten zu greifen. Denn die Studien haben den positiven Effekt nur bei einem nachgewiesenen Magnesiummangel gezeigt und nicht bei Hypertonikern, die sonst gesund sind, also einen guten Magnesiumspiegel haben. Ich finde, man sollte nie vergessen, dass auch vermeintlich harmlose Medikamente wie eine Magnesiumpille Nebenwirkungen haben können, besonders wenn man noch andere Medikamente zu sich nehmen muss. Zu einer Ergänzung würde ich also nur bei nachgewiesenem Mangel raten. Gefährdet sind beispielsweise Diabetiker, die über den Urin vermehrt Magnesium ausscheiden.

Bei Bluthochdruck auf eine magnesiumreiche Ernährung zu setzen, ist dagegen sicher kein Fehler. Spitzenreiter bei den Lebensmitteln mit einem hohen Magnesiumgehalt ist Weizenkleie, die übrigens durch ihren hohen Ballaststoffgehalt auch bei einem trägen Darm ein guter Retter in der Not ist. Das Gute an Weizenkleie: Man kann sie prima in anderen Lebensmitteln verstecken, also in Brot oder Keksen mitbacken, ins Müsli oder den Quark streuen. Auch Kürbiskerne, Sonnenblumenkerne oder Bitterschokolade sind gute Magnesiumlieferanten.

Bei Schokolade ist es vor allem der Kakao, dem die blutdrucksenkenden Eigenschaften nachgesagt werden. Er enthält zudem reichlich Polyphenole, die gefäßentspannend und damit blutdrucksenkend wirken. Perfekt: Ein Stückchen Zartbitterschokolade pro Tag ist ja alles andere als eine Quälerei. Aber eigentlich bin ich kein Freund der Theorie »Essen Sie dieses einzelne Lebensmittel und Sie senken Ihren Blutdruck«. US-Forscher haben beispielsweise den Sellerie unter die Lupe genommen und wirklich eine blutdrucksenkende Wirkung festgestellt. Für eine verlässliche Wirkung müsste man aber täglich eine Tasse Sellerie essen. Wollen Sie das wirklich?

Bei Rote-Bete-Saft verhält es sich ähnlich. Eine englische Studie mit 15 freiwilligen Bluthochdruckpatienten hatte gezeigt, dass das Trinken von 250 Milliliter Rote-Bete-Saft den systolischen Blutdruck 24 Stunden lang um etwa 10 mmHg senkt. Ich finde, 15 Freiwillige sind ein bisschen wenig, um sich jahrelang tagein, tagaus mit Rote-Bete-Saft zu quälen. Dass das jemand schafft, kann ich mir wirklich nicht vorstellen. Zumal teilweise auch 500 Milliliter Rote-Bete-Saft empfohlen werden. Aber wem es schmeckt: Bitte, gern!

Doch es ist eher die Summe kleiner Einzelentscheidungen, mit der man weit größere Effekte erzielen kann, denn man kann sich die Wechselwirkungen der Einzelstoffe zunutze machen, sodass sie sich gegenseitig in der Wirkung verstärken – wie die Natur es vorsieht.

Da wäre es jetzt an der Zeit, noch mal auf das große Ganze zu sprechen zu kommen. Es ist schon so, dass es einen engen Zusammenhang zwischen Bluthochdruck und Übergewicht gibt. Das betrifft leider viele Bluthochdruckpatienten. Hier sieht die Studienlage sehr motivierend aus: Wer 10 Kilogramm abnimmt, kann seinen systolischen Blutdruck um 15 mmHg senken. Das Beste: Diese Senkung tritt relativ schnell ein, bereits in den ersten vier Wochen. Und es ist tatsächlich so, dass jedes Kilo zählt und zu einer Blutdrucksenkung führt.

Wer es schafft, seinen Body-Mass-Index sogar unter 25 zu bringen, ist auf dem besten Weg. Doch es ist ein steiniger Weg. Ich weiß das, denn ich bin ihn selbst gegangen. Vor etwa zwölf Jahren hatte ich über 20 Kilo Übergewicht. Wie es dazu kam? Keine Ahnung. Ich hatte es – wie so viele andere wahrscheinlich auch – nicht bemerkt. Bis zu dem Tag, als ich meine Füße nicht mehr sehen konnte, weil der Bauch zu dick war. Da wurde mir schlagartig klar: Etwas muss passieren! Und ich habe es geschafft. Die Wampe ist wieder weg.

Aber die Wahrheit ist: Ich bin weder »Schlank im Schlaf« geworden, noch funktionierte das »Abnehmen in zehn Tagen« bei mir, wie es viele Buchtitel versprechen. Mein Weg zurück zum Normalgewicht war lang und die Waage zeigt auch heute noch gnadenlos nach oben, wenn ich mich nicht bei meinen Schwachstellen wie Schokolade und Kuchen zusammenreiße. Für mich war es die Summe der permanenten kleinen Entscheidungen, die die Pfunde purzeln ließ. Kleine Entscheidungen, kleine Schritte – meine KEKS-Strategie. Kurz gesagt: Ich habe an vielen Kleinigkeiten geschraubt, ohne groß verzichten zu müssen. Obstkuchen statt Sahnetorte, Schorle statt Softdrink, Backkartoffel statt Bratkartoffel, mehr Gemüse. Bei mir hat das funktioniert.

So würde ich es auch Bluthochdruckpatienten raten. Versuchen Sie, Ihr Gewicht in einen halbwegs normalen Bereich zu bringen! Achten Sie darauf, nicht zu viel Salz zu essen, dafür mehr kalium- und magnesiumreiches Gemüse und Obst! Vollkornprodukte sollten aufgrund des hohen Ballaststoffgehalts ebenfalls häufig auf dem Speiseplan stehen. Damit können Sie schon viel erreichen.

Ein paar Worte zum Alkohol (manche sehen ihn ja auch als Nährstoff): Ab bestimmten Mengen kann er den Blutdruck erhöhen. Zum einen enthält er jede Menge Kalorien, der sprichwörtliche Bierbauch kommt also nicht von ungefähr. Zudem bewirkt er, dass blutdrucksteigernde Stresshormone freigesetzt werden. Wenn man es allerdings nicht übertreibt, beeinflusst er den Druck in den Gefäßen nur wenig. Für Männer heißt das, nicht mehr als 20 Gramm Alkohol am Tag zu sich zu nehmen, was etwa zwei Gläsern Wein entspricht. Frauen sollten nur die Hälfte trinken.

Gestalten Sie Ihre Ernährung ein wenig blutdruckfreundlicher, können Sie direkt ein paar weitere Tipps beherzigen, die Hand in Hand mit einer Ernährungsumstellung gehen sollen. Denn es gibt einige Dinge, die den Blutdruck hochtreiben und die man gut selbst beeinflussen kann. Stress beispielsweise treibt den Blutdruck in die Höhe. Planen Sie also Entspannungspausen ein! Schon 15 Minuten täglich reichen aus, um kurz herunterzufahren. Egal, ob mit einem Buch, beim Unkrautziehen, auf dem Balkon oder beim Einkaufsbummel: Kleine Auszeiten bauen Stresshormone ab.

Holen Sie sich ganz bewusst für kurze Momente aus der Stressfalle und schalten Sie den Automatikmodus ab! Denken Sie beim Duschen nicht an die Aktenberge im Büro, sondern konzentrieren Sie sich auf das Hier und Jetzt! Essen Sie nicht nebenbei, sondern achten Sie intensiv auf die verschiedenen Aromen und versuchen Sie, den Moment zu genießen!

Stress wird zudem über Bewegung abgebaut. Ein kleiner Verdauungsspaziergang pro Tag wäre schon mal ein Anfang. Für Bluthochdruckpatienten eignen sich außerdem vor allem Sportarten, in denen gleichmäßige Bewegungsabläufe eine Rolle spielen, zum Beispiel Walken, Schwimmen, Fahrradfahren, Gymnastik oder Skilanglauf.

Depression

Müde, matt, schlapp, niedergeschlagen. Jeder kennt solche Tage. Bei dem einen dauern sie nur kurz an und vergehen wieder. Andere erkranken schwer. Eine richtige Depression gehört hinsichtlich ihrer Schwere sicher zu den oft unterschätzten Erkrankungen. In Deutschland sind pro Jahr rund fünf Millionen Erwachsene betroffen, etwa jede vierte Frau und jeder achte Mann. Und sie sind ein häufiger Grund, weshalb sich Patienten in meiner Hausarztpraxis vorstellen.

Nicht immer fällt uns Ärzten die Diagnose »Depression« leicht, denn häufig zeigt sie sich nur über körperliche Symptome wie Schmerzen oder einen Abfall der Leistungsfähigkeit. Auch chronische Schlafstörungen können auf eine Depression hindeuten und sollten uns hellhörig machen.

Schwere Depressionen müssen natürlich medikamentös behandelt werden. Man darf nicht vergessen: Depressionen können tödlich verlaufen, da sich viele Betroffene das Leben nehmen. Doch neben der medikamentösen Therapie sind psychologische Gespräche ein fester Bestandteil der Therapie.

Die Ernährung spielt dagegen oft keine große Rolle in der schulmedizinischen Therapie der Depression. Aber ich glaube, sie ist dennoch immens wichtig. Auch wenn die Auslöser für Depressionen vielschichtig sind, spielt die Ernährung eine nicht unbedeutende Rolle. Patienten mit depressiven Verstimmungen vernachlässigen oft ihre Ernährung. In Zeiten, in denen es einem schlecht geht, ist es nun mal einfacher, irgendwas zu essen, das satt macht, als sich einen großen Salat zuzubereiten. Eine unausgewogene Ernährung erhöht aber wiederum das Risiko, in eine Depression zu rutschen. Ein Teufelskreis!

Einige Nährstoffe wirken sich direkt auf das Gehirn und die Stimmung aus. Ein möglicher Grund für eine Depression ist nämlich ein gestörtes Gleichgewicht im Hirnstoffwechsel. Niedrige Serotoninwerte beispielsweise können Depressionen hervorrufen. Doch diese Substanz kann der Körper aus Nährstoffen selbst aufbauen. Lebensmittel, die viel Tryptophan – eine Vorstufe vom Serotonin – enthalten, sollten deshalb reichlich auf den Tisch. Es ist unter anderem reichlich in Milch, Soja, Nüssen und Kakao enthalten. Die Trostschokolade, die wir aus unseren Kindertagen kennen, hat also nicht nur wegen ihrer Süße und des Geschmacks eine stimmungsaufhellende Wirkung. Und denken Sie daran, zusätzlich zum Tryptophan Kohlenhydrate zuzuführen! Bereits am Anfang des Buches haben wir den Transporter kennengelernt, der das Tryptophan in das Gehirn schleust, genau dorthin, wo wir es für unsere Stimmung brauchen. Und dieser Transporter funktioniert besser, wenn man zusätzlich zum Tryptophan Kohlenhydrate zuführt.

Generell wird eine mediterrane Ernährung mit viel Gemüse, Obst, Nüssen, viel Fisch und wenig Eiweiß empfohlen. Zu viel Eiweiß scheint die Aufnahme des Glücklichmachers Tryptophan zu verhindern. Obst, Gemüse und auch grüner Tee enthalten antioxidative Bestandteile, die helfen, Zellschäden zu reparieren und Entzündungsprozesse abzuschwächen. Dasselbe wird für Curcumin vermutet, ein wesentlicher Inhaltsstoff des Gewürzes Kurkuma. Die Studienlage ist da jedoch etwas widersprüchlich. Es spricht aber nichts dagegen, ein bisschen mehr damit zu würzen. Kurkuma passt gut zu Saucen und Dips, aber auch zu Milch und Tee.

Verschiedene Studien belegen zudem, dass Omega-3-Fettsäuren zu einer Verbesserung der Depression führen können. Sie sind reichlich in Fisch enthalten, Leinöl liefert ebenfalls hochwertige Omega-3-Fettsäuren. Jeden Morgen ein oder zwei Löffel Leinöl zu Quark oder Obstsalat decken schon fast den kompletten Tagesbedarf. Auch Fisch, Walnüsse und Mandeln sind gute Quellen für Omega-3-Fettsäuren. Sie können aber auch in Form von Nahrungsergänzungsmitteln zu sich genommen werden. Es hat sich gezeigt, dass Antidepressiva besser wirken, wenn man zusätzlich Omega-3-Fettsäuren einnimmt.

Dem Johanniskraut wurde in vielen Studien eine Wirksamkeit gegen leichte depressive Verstimmungen nachgewiesen. Ein Tee beruhigt die Nerven und kann langfristig zur Stimmungsaufhellung beitragen. Naturheilkundliche Mittel wie das Johanniskraut brauchen jedoch ihre Zeit. Die positive Wirkung setzt erst nach etwa drei Wochen ein.

Hoch dosierte Fertigpräparate gibt es als Tabletten in der Apotheke. Aber Vorsicht! Mit bestimmten Medikamenten können sie unerwünschte Nebenwirkungen eingehen, denn sie greifen in das bereits ausführlich beschriebene Cytochrom-P450-System ein. Anders als die Grapefruit hemmen sie aber nicht das Enzym, sondern stimulieren es in seiner Wirkung. Dadurch werden zum Beispiel andere Medikamente im Körper schneller abgebaut, eine Katastrophe, wenn wir auf die zuverlässige Wirkung der Medikamente angewiesen sind. Wenn Sie also Medikamente einnehmen: bitte kein Johanniskraut ohne Rücksprache mit dem Arzt!

Zusätzlich zur Ernährung ist es sinnvoll, sich viel zu bewegen. Schon kleine Spaziergänge an der frischen Luft regen das Gehirn an, Botenstoffe auszuschütten, die das Wohlbefinden verbessern. Außerdem ist Licht ein ganz wesentlicher Faktor für unsere Stimmung, es produziert Glückshormone. Im Winter kann man sich mit speziellen Lampen, Lichtduschen oder Lichtbrillen helfen.

Migräne

Jemand, der nie Migräne hatte, kann mitunter schwer nachvollziehen, wie qualvoll solche Kopfschmerzen sein können und warum sie einen totalen Zusammenbruch nach sich ziehen können.

Am häufigsten treten die plötzlichen Kopfschmerzattacken im Alter zwischen 25 und 45 Jahren auf. Frauen sind dreimal so häufig betroffen wie Männer. Sogar Kinder können daran erkranken.

Was genau bei einer Migräne die Symptome auslöst, ist noch nicht bis ins letzte Detail bekannt, und das ist auch individuell sehr unterschiedlich. Häufige Auslöser sind Stress und Schlafmangel, doch auch einige Inhaltsstoffe von Lebensmitteln können eine Migräne auslösen. Und das ist sogar eine ganz schön lange Liste!

Dazu zählen zum Beispiel Substanzen, die Lebensmittelunverträglichkeiten verursachen, wie Laktose (in Milchprodukten) und Gluten (zum Beispiel Weizen). Glutamat, ein Geschmacksverstärker, der häufig in Brühwürfeln, Tütensuppen und asiatischen Lebensmitteln auftaucht, kann Migräne triggern. Zudem ist bei histaminreichen Lebensmitteln wie Rotwein, Erdbeeren, Zitrusfrüchten und Schokolade Vorsicht geboten. Auch Nitrite, die Fleisch und Wurstwaren als Pökelstoffe zur Konservierung zugesetzt werden, zählen zu den Auslösern. Wenn wir also über die Behandlung der Migräne mit Nährstoffen reden, sollten wir zunächst klären, welche Stoffe man vielleicht meiden sollte. Und das ist – Sie ahnen es schon – wieder einmal sehr individuell und von Patient zu Patient unterschiedlich.

Ein Test auf Nahrungsmittelunverträglichkeiten kann in manchen Fällen Licht ins Dunkel bringen. Das Führen eines Kopfschmerztagebuchs kann ebenfalls hilfreich sein, Lebensmittel mit unerwünschten Nebenwirkungen herauszufiltern. Das Tückische ist allerdings, dass der Körper manchmal erst nach einigen Stunden mit der Schmerzattacke auf das auslösende Lebensmittel reagiert. Ist der Übeltäter enttarnt, ist es sinnvoll, nur das Lebensmittel vom Speiseplan zu streichen, auf das man tatsächlich reagiert.

Mitunter kann ein Migräneschub auftreten, wenn der Betroffene einige Zeit zu wenig isst oder eine Mahlzeit auslässt. Der Grund ist wahrscheinlich, dass dadurch der Blutzuckerspiegel zu sehr fällt, die Patienten in eine Unterzuckerung geraten – ein möglicher Trigger für Migräne. Regelmäßigkeit und Ruhe beim Essen sind deshalb wichtig. Ohne Frühstück sollte man also nicht aus dem Haus gehen.

Zur Eignung von Fastenkuren für Migränepatienten gehen die Meinungen auseinander. Denn durch das Auslassen der Mahlzeiten wird nicht selten ein richtig heftiger Migräneanfall provoziert – eben aus dem genannten Grund. Studien gibt es dazu keine, allerdings sagen viele Fastenärzte, dass durch das Fasten langfristig die Zahl der Migräneanfälle und auch die Schmerzintensität abnimmt. Ich empfehle, als Migränepatient nicht allein zu fasten, sondern nur in Kliniken, die Erfahrung mit solchen Patienten haben.

Auf der anderen Seite gibt es keine Lebensmittel, von denen man behaupten könnte, dass sie definitiv die Anzahl der Migräneattacken verringern würden. Alles, was gesund und verträglich ist, ist erlaubt. Eine gemüsereiche Ernährung, die reichlich Omega-3-Fettsäuren – unter anderem aus Fisch – enthält, kann die Schmerzattacken mildern. Und: Mit einem gesunden Körpergewicht nimmt das Risiko ab, von Migräne betroffen zu sein.

Migränepatienten sollten zudem ihren Magnesiumspiegel im Auge behalten, denn ein Mangel ist häufig der Fall. Eine Ergänzung mit Magnesiumpräparaten kann dann sinnvoll sein. Auch Präparate mit Vitamin B_2 und dem Coenzym Q10 zeigten in Studien vorbeugende beziehungsweise schmerzlindernde Effekte.

Ist eine Migräneattacke unmittelbar im Anmarsch, kann man versuchen, sie mit Ingwer abzumildern. Es gibt einige Studien, die die Wirksamkeit von Ingwer bei Migräne nachgewiesen haben. Iranische Neurologen haben beispielsweise 2014 die Wirkung von Ingwer im Vergleich zu Sumatriptan, ein häufiges Migränemedikament, untersucht. Sobald ein Migräneanfall kam, nahm die eine Patientengruppe Ingwerpulver, die andere das Medikament. Das Ergebnis? Der Ingwer war genauso effektiv wie das Medikament! Die Patienten berichteten, dass sich die Schmerzen nach zwei Stunden um 90 % verringert hatten. Zudem verspürten die Ingwerprobanden deutlich weniger Nebenwirkungen.

Es schadet also nicht, immer eine Ingwerknolle griffbereit im Gemüsefach zu haben. Hartgesottene können bei einem drohenden Anfall einfach ein kleines Stück Ingwer kauen. Die etwas schmackhaftere Variante ist ein Ingwertee, bei dem man zwei, drei dünne Scheiben Ingwer mit heißem Wasser übergießt. Ingwertee ist zugleich ein gutes

Mittel gegen Übelkeit und Erbrechen, die mit einer Migräne auftreten können.

Die Wirkung von Pfefferminze auf Migräne haben wir bereits früher im Buch angesprochen. Besonders wirksam ist die äußerliche Gabe von Pfefferminzöl auf die Haut. Ausreichend funktioniert das aber nur mit Pfefferminzöl-Medikamenten, die Sie in der Apotheke erhalten.

Einige Menschen sprechen bei beginnenden Kopfschmerzen auch gut auf ein Fußbad an. Dadurch wird die Durchblutung in den Füßen und Waden verstärkt, das saugt den Blutstau aus dem Kopf und sorgt für Entlastung.

Die Wirkung des Fußbads kann mit Senfmehl oder Ingwer verstärkt werden. Senfmehl gibt es als Pulver in der Apotheke, man gibt einfach etwa drei Esslöffel ins Badewasser (Packungsbeilage beachten). Ingwer zerreibt man und kocht ihn zehn Minuten, bevor man den Sud ins Badewasser gibt. Wer Hauterkrankungen oder Diabetes hat, sollte jedoch vorsichtig sein, da beide Varianten die Haut stark reizen.

Muskelkrämpfe

Ein Muskelkrampf fühlt sich an, als ob plötzlich jemand die Wade in einem Schraubstock festgeschnallt hat und immer weiter zudreht. Er tritt plötzlich und unerwartet auf und ist sehr schmerzhaft. Tagsüber oder beim Sport bekommt man Muskelkrämpfe oft instinktiv und schnell mit ein paar Dehnungsübungen in den Griff, doch nachts können sie einem den Schlaf rauben.

Vor allem bei Sportlern und älteren Menschen krampft es häufiger, nicht nur in der Wade, gern auch in den Füßen oder in den Oberschenkeln. Im Prinzip können Krämpfe aber fast an jedem Muskel der Skelettmuskulatur auftreten.

Die Gründe für Krämpfe liegen teilweise in einem Mangel im Mineralstoffhaushalt und an zu wenig Flüssigkeit. Diese bekommt man gut über die Ernährung in den Griff. Aber es gibt auch andere Ursachen, beispielsweise Nebenwirkungen von Medikamenten, Gefäßprobleme oder Nerven- oder Muskelerkrankungen, die auf jeden Fall von einem Arzt abgeklärt werden müssen. Leiden Sie also häufiger an Muskelkrämpfen, sollten Sie auf jeden Fall einen Arzt aufsuchen.

Nun aber zurück zu den gewöhnlichen Krämpfen, bei denen man über die Ernährung gut gegensteuern kann. Mein Tipp: Knabbern Sie abends regelmäßig Kürbiskerne und trinken Sie dazu Bananenmilch! Warum? Damit gehen Sie das Problem nicht nur von zwei, sondern von vier Seiten gleichzeitig an.

Erstens können Krämpfe vermieden werden, indem man ausreichend trinkt. Flüssigkeitsmangel ist ein häufiger Grund für Krämpfe, nicht nur bei Sportlern, sondern vor allem auch bei älteren Menschen. Zweitens stehen die Lebensmittel sinnbildlich für drei Mineralstoffe, die gleichermaßen für die Muskulatur wichtig sind: Magnesium (Kürbiskerne), Kalium (Bananen) und Kalzium (Milch).

Denn wer bei Muskelkrämpfen zuerst an Magnesium denkt, liegt zwar nicht falsch, aber auch nicht ganz richtig. Magnesium ist für die Entspannung des Muskels zuständig, Kalzium für die Kontraktion, also die Anspannung des Muskels. Und Kalium fungiert quasi als Türöffner für Magnesium, das mithilfe von Kalium besser in die Zellen gelangt.

Besteht ein Mangel an Kalium und Kalzium, kann es sein, dass man selbst bei ausreichender Magnesiumversorgung an Muskelkrämpfen leidet. Wichtig ist demnach, dass alle drei Mineralstoffe in einem optimalen Verhältnis im Körper vorliegen und man reichlich Nachschub von allen drei Mineralstoffen isst: Kürbiskerne und Bananenmilch eben.

Reichlich Magnesium ist übrigens zudem in Weizenkleie, Vollkornprodukten und Nüssen enthalten. Zu den besten Kaliumlieferanten zählen Avocados, Möhren und Kartoffeln. Viel Kalzium steckt in Milch, Hartkäse und grünem Gemüse wie Brokkoli. Es ist nämlich sinnvoll, eventuelle Defizite der Mineralstoffe tatsächlich über die Ernährung auszugleichen.

Denn die Datenlage zum Erfolg versprechenden Einsatz von Nahrungsergänzungsmitteln gegen Krämpfe ist entgegen der üblichen und weit verbreiteten Meinung eher dürftig. Studien mit Magnesium und den anderen Mikronährstoffen gegen Muskelkrämpfe zeigen keine oder nur geringe Wirkungen.

In keiner Leitlinie steht übrigens der folgende Tipp, der aber durchaus einen Versuch wert sein kann: Gurkenwasser. Gemeint ist »Pickle Juice«, der Essigsaft aus dem Saure-Gurken-Glas. US-amerikanische Forscher haben ihn genau unter die Lupe genommen und festgestellt, dass sich die Krampfdauer ihrer Patienten fast um die Hälfte auf 85 Sekunden verkürzt.

Ihren Versuchspersonen hatten sie einen großen Schluck Gurkenwasser gegeben, und zwar genau einen Milliliter pro Kilogramm Körpergewicht. Sie sollten ihn immer dann trinken, wenn sich ein Krampf den Weg bahnte. Da der Saft über den Magen aber gar nicht so schnell wirken kann, liegt sein Nutzen vermutlich eher im reflektorischen Bereich im Rachenraum.

Meine Patienten und die von mir betreuten Sportler lieben diesen Tipp. Und vielleicht kommen ja auch Sie auf den Geschmack.

Reizdarm

Häufiger Durchfall oder Verstopfung, Blähungen, Bauchschmerzen? Nicht selten steckt ein Reizdarmsyndrom hinter den Beschwerden. Das ist keinesfalls eine psychologische Erkrankung, die nur bei Hypochondern auftritt, wie viele Menschen heute noch meinen. Die Beschwerden sind real und können einem das Leben zur Hölle machen.

Um ein Reizdarmsyndrom zu diagnostizieren, muss man erst einmal andere Erkrankungen des Magen-Darm-Trakts ausschließen, die ähnliche Beschwerden auslösen können. Dazu gehören vor allem entzündliche Darmerkrankungen wie eine Colitis ulcerosa oder ein Morbus Crohn, aber auch Tumoren oder Infektionen des Darms, Nahrungsmittelunverträglichkeiten oder ein Gallensäure-Verlustsyndrom. Bei der richtigen Diagnosestellung ist der Gastroenterologe der zuständige Facharzt.

Lassen sich keine spezifischen Ursachen der Beschwerden finden, handelt es sich tatsächlich häufig um ein Reizdarmsyndrom.

Die Ernährung spielt hier eine ausgesprochen wichtige Rolle. Doch es ist durchaus eine Mammutaufgabe, den Darm wieder ins Gleichgewicht zu bringen. Wenn Sie sich vorstellen, wie riesig die Oberfläche des Darms ist, verstehen Sie, warum das so ist. Denn zahllose Falten und Schleimhautzotten vergrößern seine innere Fläche. Jedenfalls genug Platz für Billionen von Darmbakterien, deren Mikrowelt bei Reizdarmpatienten offenbar gestört ist.

Diese Mikrowelt kommt laut aktuellen Studien am besten wieder ins Lot, wenn man sich mit FODMAP-armen Lebensmitteln ernährt. **FODMAP** ist ein Kunstwort und setzt sich aus den englischen Wörtern **Fermentable Oligo-**

saccharides, Disaccharides, Monosaccharides and **Polyols** zusammen. Dieses Wortungetüm steht für alle Nahrungsmittel, die die unangenehmen Bauchschmerzen, Durchfälle und Blähungen auslösen können und beispielsweise Laktose, Fruktose oder Süßstoffe enthalten. Im Klartext heißt das: Reizdarmpatienten sollten Milchprodukte, Brot aus Weizen, Roggen und Gerste, aber auch Steinobst und Kohl meiden. Laktosefreie Milchprodukte, Hafer und Dinkel oder Bananen dürfen dagegen gegessen werden.

Wer jetzt denkt, dass das eine lebenslange Tortur mit sich bringt, dem sei zur Erleichterung gesagt, dass die FODMAP-Diät keine dauerhafte Diät sein muss. Die Empfehlung ist, sich sechs bis acht Wochen streng an die Vorgaben zu halten und alle High-FODMAP-Nahrungsmittel zu meiden. Bessern sich die Probleme nicht, kann man den Versuch abbrechen. Bei etwa 70 % der Patienten funktioniert das Konzept, sie merken das an weniger Durchfall und weniger Blähungen. Nach den sechs bis acht Wochen kann man beginnen, Schritt für Schritt wieder Lebensmittel von der roten Liste zu essen. Dabei wird man feststellen, welche Lebensmittel tatsächlich Probleme bereiten, und sollte diese dann dauerhaft weglassen. Hierfür braucht man allerdings Geduld, denn eigentlich sollte man pro Woche nur ein neues Lebensmittel dazunehmen.

Das Konzept geht auf die australischen Wissenschaftler Peter Gibson und Susan Shepherd zurück. Sie führten 2010 eine klinische Untersuchung mit Reizdarmpatienten durch und stellten fest, dass sich deren Symptome bei einer FODMAP-armen Ernährung deutlich besserten. Mittlerweile ist das Konzept als Therapieansatz anerkannt. Ein Versuch lohnt sich allemal. Es ist aber durchaus sinnvoll, das Ganze mit dem Hausarzt oder einem Ernährungsberater durchzusprechen, damit man wirklich die richtigen

Sachen isst. Und ein bisschen kompliziert ist es auch, wie Sie vielleicht gemerkt haben.

Auf der Liste mit Lebensmitteln, die Reizdarmpatienten in der ersten FODMAP-Phase meiden sollten, steht übrigens auch Sauerkraut, das bei Darmproblemen eigentlich häufig empfohlen wird. Das Verbot gilt allerdings nur für die ersten Wochen. Nach der Auslassphase kann man es durchaus wieder mit auf den Speiseplan setzen. Denn Sauerkraut enthält wie Kefir oder Naturjoghurt viele probiotische Bakterien. Sie füttern die guten Mikrobewohner im Darm und bringen die Mikrowelt so wieder ins Gleichgewicht. Probiotische Mikroorganismen vermindern nämlich entzündliche Botenstoffe im Körper und sorgen dafür, dass die Bakterien, die Probleme verursachen, sich schlechter ansiedeln können und besser ausgeschieden werden. Sie unterstützen also den Neuaufbau eines gesunden Mikrobioms im Darm.

Starten Sie allerdings mit kleinen Mengen! Denn häufig verursachen genau diese Lebensmittel anfangs erneut Blähungen und Bauchschmerzen. Tasten Sie sich also langsam an größere Mengen heran. Probiotika gibt es übrigens auch in Tablettenform. Deren Einnahme sollte aber erst nach einer umfassenden Stuhlanalyse erfolgen.

Wichtig für Reizdarmpatienten sind zudem präbiotische Pflanzenfasern. Sie kommen besonders reichlich in Weizenkleie, Floh- und Leinsamen vor. Sie sorgen für einen besseren Stuhlgang, da ihre Schleimstoffe im Darm große Mengen Flüssigkeit binden. Deswegen sollte man ausreichend dazu trinken. Insbesondere bei Leinsamen ist es ratsam, geschrotete Samen zu kaufen (oder sie selbst zu schroten). Denn nur so können sie im Darm ihrem Staubsauger-Auftrag nachkommen. Mitunter braucht auch hier der Körper ein bisschen, um sich daran zu gewöhnen.

Beruhigende Teesorten wie Kamille, Melisse und Fenchel

kennen sicherlich die meisten Patienten. Mein Geheimtipp sind außerdem getrocknete Heidelbeeren. Diese kann man ebenfalls als Tee aufgießen oder pur kauen. Getrocknete Heidelbeeren sind reich an Gerbstoffen, festigen den Stuhlgang, wirken leicht antibakteriell und entzündungshemmend. Man kann sie in der Apotheke kaufen, sie sind aber nicht ganz preiswert.

Ganz allgemein gilt für Reizdarmpatienten, dauerhaft so naturbelassen wie möglich zu essen und Lebensmittel mit künstlichen Zusatzstoffen zu meiden. Heute gängige Zutaten wie Emulgatoren, Konservierungsstoffe und Salz bekommen den Bakterien im Darm nicht so besonders. Rohkost, also frische Salate und Gemüse, überfordert häufig einen sensiblen Darm und sollte besonders am Abend nur sparsam gegessen werden. Fettreiches und scharfes Essen ist ebenfalls eher kontraproduktiv. Ob man Ingwer und Kurkuma verträgt, muss man ausprobieren. Grundsätzlich sind beide Gewürze aufgrund ihrer entzündungshemmenden Wirkung eigentlich gut geeignet.

Und lassen Sie sich Zeit beim Essen! »Slow Food statt Fast Food« sollte die Devise sein. Zählen Sie mal, wie lange es dauert, bis Sie einen Bissen hinunterschlucken. Und? Sind es – wie so mancher Anhänger der Slow-Food-Theorie propagiert – 50 Mal pro Bissen? Wohl kaum. Aber etwa 20 Mal zu kauen, wäre ein guter Anfang. Langsames Kauen nimmt dem Darm Arbeit ab und verhindert, dass zu viel Luft in ihn gelangt. Jeden Bissen ordentlich durchzumalmen, ist also äußerst sinnvoll.

Der Faktor »Stress« ist bei Reizdarmpatienten generell nicht zu unterschätzen, nicht nur beim Essen. Bei vielen Betroffenen reagiert der Darm sehr empfindlich auf Ärger in Familie oder Beruf. Atemübungen, Spaziergänge, autogenes Training oder bei langwierigen Fällen eine Psychotherapie können hier für Entspannung sorgen, wenn sie Hand in Hand mit der Ernährungsumstellung gehen.

Schlafstörungen

Viele meiner Patienten klagen, dass sie nachts nicht schlafen können. »Ich gehe hundemüde ins Bett und kann trotzdem nicht einschlafen«, sagen die einen. »Ich wache ständig auf und bin morgens wie gerädert«, sagen die anderen. Schlafstörungen sind ein weit verbreitetes Phänomen, sie strapazieren unsere Leistungsfähigkeit und unsere Stimmung. Dabei ist guter Schlaf immens wichtig. Denn Untersuchungen haben gezeigt, dass der Körper gerade in den Tiefschlafphasen Heilungsprozesse anschiebt. Körper und Seele reparieren sich in dieser Zeit quasi selbst. Zerhackte Nächte dagegen führen zusätzlich zu einer Schwächung.

In ihrer Not greifen viele zu Schlaftabletten. Nach qualvoll durchwachten Nächten scheint die erste Nacht mit der Schlaftablette wie eine wundervolle Heilung. Kurzfristig eingesetzt, sind solche Mittel sicherlich hilfreich. Sie wirken beruhigend, entspannend und angstlösend. Doch Vorsicht! Schon nach wenigen Wochen kann sich bei einigen Wirkstoffen eine Abhängigkeit entwickeln. Allein von der verschreibungspflichtigen Wirkstoffgruppe der Benzodiazepine ist in Deutschland rund eine Million Menschen abhängig.

Zudem gibt es einige Medikamente wie Schmerzmittel, Blutdrucksenker, Cholesterinsenker oder Asthmaspray, die schlechter schlafen lassen. Deshalb sollte man sich den Beipackzettel seiner Medikamente gründlich durchlesen.

Sprechen Sie mit Ihrem Hausarzt, wenn Sie den Verdacht haben, dass Ihre Schlaflosigkeit an den Medikamenten liegt. Möglicherweise kann ein Alternativmedikament verschrieben oder die Einnahmezeit verändert werden. Länger andauernde Schlafstörungen sollten jedoch schlafmedizinisch abgeklärt werden.

Die Ernährung hat tatsächlich einen nicht unerheblichen Anteil an der Schlafqualität. Bestimmte Nährstoffe und einige generelle Ernährungsempfehlungen können einen gesunden Schlaf fördern, wenn auch nicht die Ursachen beheben.

Der Tag beeinflusst, wie wir in der Nacht schlafen, und unser Nachtschlaf beeinträchtigt den Tag. Die richtige Ernährung fängt deshalb schon in der zweiten Tageshälfte an. Wussten Sie, dass der Körper bis zu acht Stunden braucht, um das anregende Koffein und Teein aus Kaffee, schwarzem oder grünem Tee abzubauen? Ab dem späten Nachmittag wirken sich diese Getränke also ungünstig auf das Einschlafen aus.

Die letzte große Abendmahlzeit sollte man mindestens drei Stunden vor dem Zubettgehen gegessen haben. Denn wer bis zur Bettruhe gut verdaut hat, kann besser schlafen. Alkohol erleichtert zwar zunächst das Einschlafen. Allerdings ist nach etwa drei Stunden der Alkohol im Körper abgebaut und es tritt eine Art Entzugseffekt auf. Das sorgt für einen unruhigen Schlaf und nächtliches Erwachen. Übrigens: Einschlafen ist nicht alles. Wir brauchen auch ein gutes Durchschlafen und das Durchwandern aller Schlafphasen. Beides wird durch Alkohol empfindlich gestört. Also bitte Finger weg vom Schlummertrunk!

Scharfe Speisen regen den Körper an und heizen ihn auf. Abends will er aber eher seine Temperatur senken, um sich auf den Schlaf vorzubereiten. In der Tat spielt die Temperatur im Gehirn eine wesentliche Rolle für den Schlafimpuls. Man sollte also nicht zu scharf essen, bevor man ins Bett geht. Auch Rohkost ist abends ein Kraftakt für den Verdauungstrakt und sollte nicht allzu üppig gegessen werden.

Was viele wahrscheinlich auch nicht wissen: Vitamine regen den Stoffwechsel an und können einen ruhigen Schlaf hinauszögern. Statt Obst sollte man abends also lieber ein paar Walnüsse knabbern. Die zählen zu den Lebensmitteln mit einem hohen Tryptophangehalt. Diese Aminosäure wird über Zwischenstufen zum Aufbau des Hormons Melatonin benötigt, das unseren Schlafrhythmus bestimmt. Tryptophanreich sind zum Beispiel Sojabohnen, Mozzarella, Fisch und Milch. Honig verbessert zudem die Resorption des Tryptophans, weshalb die sprichwörtliche warme Milch mit Honig vor dem Schlafengehen tatsächlich ein guter Schlummertrunk ist.

Für alle Naschkatzen gibt es eine gute Nachricht. Das Betthupferl, das in manchen Hotels für die Gäste auf dem Kopfkissen liegt, hilft tatsächlich dabei, besser einzuschlafen. Es führt zu einem kurzen Anstieg des Blutzuckerspiegels, zu einer Extraportion Energie, die wir gut gebrauchen können, um einzuschlafen. Mit dem Absinken des Blutzuckerspiegels sinken auch wir in den Schlaf. Dunkle Schokolade mit einem hohen Kakaoanteil ist übrigens das bessere Betthupferl als Gummibärchen. Denn auch Bitterschokolade enthält reichlich Tryptophan.

Melatonin und L-Tryptophan sind übrigens auch als Nahrungsergänzungs- oder Arzneimittel erhältlich. Sie werden aber vorwiegend bei einer größeren Zeitverschiebung und dem damit verbundenen Jetlag oder bei Schichtarbeit empfohlen. Achtung: Nimmt man L-Tryptophan für einen besseren Schlaf zu sich, sollte man darauf achten, dass man danach im Dunkeln liegt. Denn zunächst wird das Tryptophan zu Serotonin umgebaut – und das macht nicht müde, sondern glücklich. Auch nett, aber wenn man schlafen möchte, benötigt man die Dunkelheit, damit Serotonin weiter in Melatonin umgebaut wird. Und dann wird man erst so richtig müde.

Magnesiummangel kann die Einschlafzeit verlängern und sich negativ auf die Schlafqualität auswirken. Magnesiumreiche Lebensmittel sind Samen und Nüsse sowie Kürbis- und Sonnenblumenkerne. Auch Weizenkleie hat einen hohen Magnesiumgehalt. Menschen mit Einschlafschwierigkeiten sollten ihren Magnesiumspiegel checken lassen.

Ich bin zudem ein großer Fan des klassischen Kräutertees. Eine Mischung aus Hopfen, Baldrian und Melisse zum Beispiel beruhigt und entspannt. Trinken Sie den Tee eine Stunde vor dem Zubettgehen. Auch Kamillentee wirkt beruhigend. Außerdem ist das Teetrinken ein schönes Ritual, um vor dem Schlafengehen zur Ruhe zu kommen.

Man darf jedoch nicht erwarten, dass man allein von einem Glas Milch oder ein paar tryptophanhaltigen Lebensmitteln sofort besser schläft. Oft ist es erst die Summe aus vielen Kleinigkeiten, die einen besser zur Ruhe kommen lässt. Meinen Patienten empfehle ich tagsüber regelmäßige Spaziergänge an der frischen Luft und Entspannungstechniken wie Achtsamkeitsmeditation. Auch ein warmes Bad entspannt, lockert die Muskulatur und sorgt für die nötige Bettschwere. Badezusätze mit Hopfen, Melisse und Lavendel wirken dabei angenehm beruhigend.

Ich finde auch, Tagebücher sind eine gute Methode, um sich Stress und Ärger von der Seele zu schreiben. Viele meiner Patienten kommen nicht in den Schlaf, weil sie nicht aufhören können zu grübeln und die Probleme des Tages sie nicht loslassen. Schreibt man aber auf, was einen bedrückt, kann man seine Sorgen bewusst weglegen. Hilfreich ist auch zu notieren, was am nächsten Tag alles zu tun ist. Das kann man dann nicht vergessen und muss nicht länger darüber nachdenken.

Frische Luft im Schlafzimmer fördert den Schlaf. Die optimale Temperatur liegt zwischen 16 und 18 °C. Elektrosmog durch Fernseher, Handy oder Leuchtuhren verhindert dagegen die Ausschüttung des Schlafhormons Melatonin. Diese Geräte sollten deshalb möglichst aus dem Schlafzimmer verbannt werden.

Gut ist, dass die Wissenschaft immer mal jahrhundertealte Einschlafrituale auf die Probe stellt. Das Schäfchenzählen gehört nämlich nachweislich nicht zu den empfehlenswerten Tipps. Forscher der Universität Oxford machten schon 2001 die Probe aufs Exempel und ließen eine Testgruppe Schäfchen zählen, die andere sollte sich eine entspannte Szene wie einen Traumstrand vorstellen. Die Strandgruppe schlief im Schnitt 20 Minuten schneller ein. Manchmal kann man den Erkenntnissen der Wissenschaft wirklich dankbar sein, vor allem, wenn man Schafe nicht leiden kann.

Sodbrennen

Alles, was wir schlucken, empfängt unser Magen mit einem hoch konzentrierten Säurebad. Ein kleiner Schließmuskel am Übergang zur Speiseröhre verhindert, dass der saure Mageninhalt wieder nach oben wandert. Versagt dieses Ventil und steigt Magensaft in die Speiseröhre, kommt es zum Sodbrennen – Reflux sagen wir Mediziner. Wer ständig darunter leidet, für den ist die Erkrankung eine Tortur.

Nach dem Essen, beim Bücken, beim Schlafen – ständig dieses unangenehme Brennen im Hals. Besonders nachts kann die Magensäure leicht in die Speiseröhre zurückfließen und auch länger dort bleiben. Auch ein unklarer Dauerhusten ohne die typischen Symptome des Sodbrennens kann ein Hinweis auf eine Refluxerkrankung sein. Ganz ungefährlich ist das nicht.

Die aufsteigende Magensäure kann die Speiseröhre dauerhaft verändern. Sie führt zunächst zu einer Entzündung der Schleimhaut. Und die wiederum kann dazu führen, dass sich Zellen verändern und Krebs entstehen kann. Nach Angaben des deutschen Krebsregisters erkranken rund 7000 Deutsche pro Jahr an Speiseröhrenkrebs.

Daher nehmen immer mehr Menschen sogenannte Säureblocker ein, Medikamente, die die Säuremenge im Magen reduzieren und dadurch den Reflux sehr effektiv behandeln können. Diese Medikamente sind ein wahrer Segen der Medizin. Ich erinnere mich noch gut an den Beginn meines Medizinstudiums. Damals waren diese Protonenpumpenhemmer gerade neu entwickelt. In einer Vorlesung sagte ein Chirurg, dessen Spezialität Magenoperationen bei Magengeschwüren waren, dass die neuen Säureblocker Teufelszeug seien. Sie würden impotent machen und es gehe nichts über eine gute Magenoperation. Diese Medikamente würden sich nie durchsetzen.

Falscher hätte er nicht liegen können. Protonenpumpenhemmer sind inzwischen Standard geworden und sie machen auch nicht impotent. Allerdings kommt man nur schwer von ihnen weg, wenn man einmal damit begonnen und die Säureblocker einen längeren Zeitraum genommen hat. Dann muss man sie meistens wieder langsam ausschleichen, denn ein zu schnelles Absetzen kann zu Magenschmerzen und Refluxproblemen führen.

Auch wenn Protonenpumpenhemmer entgegen der Befürchtung meines alten Chirurgie-Lehrers nicht impotent machen, bringen sie trotzdem andere Probleme mit sich. So können bei längerer Einnahme Mangelerscheinungen an Nährstoffen auftreten, zum Beispiel an Vitamin B_{12}. Denn für die Abspaltung von Vitamin B_{12} aus den Eiweißen der Nahrung ist Magensäure erforderlich, die durch den Säureblocker nur vermindert vorliegt. Deshalb kann die Einnahme von Säureblockern zu einem Vitamin-B_{12}-Mangel führen. Das wiederum kann unter anderem zu Demenz, Nervenschäden und Blutarmut führen. Wenn man also eine längere Zeit diese Medikamente nehmen muss, sollte man vom Arzt regelmäßig seinen Vitamin-B_{12}-Spiegel bestimmen lassen.

Vitamin B_{12} kommt vorwiegend in Lebensmitteln tierischen Ursprungs vor. Und hier sind das vor allem Innereien. Die sind allerdings nicht jedermanns Sache. Auch Fisch, Eier und Milch sind gute Vitamin-B_{12}-Quellen. Vegetariern und Veganern bleibt bei einem Mangel oft nichts anderes übrig, als mit Nahrungsergänzungsmitteln nachzuhelfen.

Ideal wäre es natürlich, wenn man gar keine Säureblocker einnehmen müsste. Dabei kann uns vielleicht die Ernährung helfen.

Denn die spielt eine wichtige Rolle bei der Entstehung von Sodbrennen. Aber man kann wiederum auch nicht sagen, dass es eine spezielle Antirefluxdiät gibt. Sicherlich ist es gut, abends, etwa vier Stunden vor dem Schlafengehen, keine großen Mahlzeiten mehr zu sich zu nehmen. Dann kann sich der Magen bis dahin wieder entleeren. Wer dennoch Probleme beim Schlafen hat, sollte den Oberkörper etwas höher lagern. Damit man nachts nicht ständig runterrutscht, gibt es spezielle Positionskissen, ähnlich wie Stillkissen, die helfen, in Position zu bleiben.

Bei gelegentlichem Sodbrennen kann man sich gut selbst helfen. Üppige Mahlzeiten, Süßes, Zitrusfrüchte, Alkohol, Kaffee und kohlensäurehaltige Getränke befeuern das Sodbrennen und sollten eher sparsam verzehrt werden. Lange galt Milch als gutes Hausmittel gegen Sodbrennen. Doch eine Studie mit 400 Probanden der University of Texas zeigte genau das Gegenteil: Je höher der Fettgehalt der Milch, desto höher ist auch das Risiko für Sodbrennen. Denn die in der Milch enthaltenen Fette beschäftigen den Magen offenbar länger und erhöhen die Produktion von Magensäure.

Magenfreundlich sind dagegen fast alle Gemüsesorten wie Kartoffeln, Avocado oder Kohlrabi. Auch Mandeln und Bananen beruhigen den Magen. Der gute Nebeneffekt einer eher pflanzlichen Ernährung: Man verliert ein paar Pfunde. Denn Übergewicht erhöht den Druck vom Unterbauch, der Mageninhalt wird in die Speiseröhre zurückgedrängt. Auch Kaugummikauen ist eine gute Idee. Das intensive Kauen regt die Speichelbildung an, das häufige Schlucken reinigt die Speiseröhre. Allerdings sollte man nicht unbedingt zu einem Kaugummi mit Pfefferminzgeschmack greifen. Studien haben gezeigt, dass das in der Pfefferminze enthaltene Menthol Sodbrennen eher verstärkt. Der Grund: Pfefferminze regt die Verdauung und damit auch die Bildung von Magensäure an. Das gilt auch für Tee: Andere Sorten wie Kamille, Fenchel oder Kümmel statt Pfefferminze beruhigen den Magen.

Ein Geheimtipp gegen Sodbrennen ist frisch gepresster Kartoffelsaft. Doch rohe, grüne Kartoffeln können ein Gift enthalten, das zu Bauchkrämpfen führt. Wie passt das zusammen? Als Nachtschattengewächs können Kartoffeln Solanin enthalten. Hohe Konzentrationen dieser Stoffe finden sich aber nur in unsachgemäß gelagerten Kartoffeln, wenn das Gemüse anfängt, zu keimen und grün zu werden. Aus frischen Kartoffeln kann man einen Saft pressen, der Säure neutralisiert und gegen Sodbrennen hilft. Kartoffelsaft gibt es übrigens fertig im Reformhaus.

Nicht jedermanns Geschmack, aber durchaus sinnvoll ist die Einnahme von Heilerde. Die hat natürlich nichts mit Schmutz zu tun, sondern ist ein zugelassenes, hoch gereinigtes Naturarzneimittel. Es basiert auf einem einfachen Grundprinzip: Kommt Heilerde mit Flüssigkeit in Verbindung, quillt sie auf. Im Magen saugt sie wie ein Schwamm überschüssige Säure auf und transportiert sie ab. Allerdings braucht man Geduld, denn die Wirkung tritt erst nach einigen Wochen ein.

Ebenfalls etwas gewöhnungsbedürftig, aber wirksam ist Leinsamenschleim. Er beruhigt die gereizte Schleimhaut. Dafür schrotet man zwei Esslöffel Leinsamen und bringt sie mit einem halben Liter Wasser über Nacht zum Quellen. Anschließend wird der Leinsamen kurz aufgekocht und der Schleim gefiltert, also von den Leinsamenresten getrennt. Dann kann er über den Tag verteilt getrunken werden. Leinsamenschleim gibt es in Form von Aufgussbeuteln in der Apotheke. Auch Haferflocken können den Magen und die Speiseröhre beruhigen. Mein Tipp: Einfach morgens einen Teelöffel rohe Haferflocken kauen – das wirkt häufig wahre Wunder. Ich finde, bevor man tatsächlich zu Säureblockern greift, sollte man solche Mittel zumindest ausprobiert haben.

Übrigens: Vieles, was wir heute über unseren Magen und die Mechanismen der Magensäure wissen, verdanken wir einer ziemlich kuriosen Geschichte. 1822 kreuzten sich nämlich die Schicksalswege eines kanadischen Fellhändlers und eines neugierigen Arztes. Der Fellhändler Alexis St. Martin hatte durch einen Gewehrschuss eine Bauchverletzung erlitten. Er überlebte, hatte aber fortan ein Loch im Bauch, das bis in das Innere seines Magens ging. Solche von der Natur nicht vorgesehenen Verbindungen zwischen Organen und der Körperoberfläche werden medizinisch Fistel genannt. Diese weckte die Neugier des Arztes William Beaumont, sah er doch die einmalige Chance, durch das »Guckloch« herauszufinden, was mit der Nahrung im Magen passiert. Er schloss mit seinem Patienten einen Vertrag und die beiden führten fortan gemeinsam Experimente durch.

Der Arzt befestigte unter anderem kleine Stückchen Fleisch an Bindfäden, stopfte sie in das Magenloch, um sie nach geraumer Zeit wieder herauszuziehen. Akribisch notierte er seine Beobachtungen, entnahm Flüssigkeit aus dem Magen und entdeckte so die erstaunliche Wirkung des Magensaftes. Die Untersuchungsergebnisse verhalfen dem Arzt zu einer gewissen Berühmtheit in der medizinischen Fachwelt. Doch 1853 fanden sie ein jähes Ende. Nicht etwa, weil der Patient verstarb, sondern der Arzt, nach einem Sturz auf vereisten Stufen. Der Fellhändler dagegen wurde trotz seiner Magenfistel 86 Jahre alt. Nach seinem Tod beerdigte ihn seine Familie anonym, um zu verhindern, dass eine Obduktion und weitere Untersuchungen an seinem Magen durchgeführt werden konnten.

Wunden und Operationsnarben

Chronische Wunden gehören zu den Tabuthemen unserer Zeit. Sie sind aber weit häufiger verbreitet, als man denkt. Das betrifft nicht nur schlecht heilende Verletzungen oder

Operationsnarben, vor allem Ältere haben Wunden, die oft jahrelang nicht heilen wollen.

Zunächst mag es überraschend klingen, dass man mit seiner Ernährung etwas gegen chronische Wunden ausrichten kann. Aber es ist tatsächlich so. Größere Wunden bedeuten dauerhaften Stress – für den Körper und die Seele. Um die Reparaturprozesse anzustoßen, braucht der Körper vor allem Eiweiß und einen gut gefüllten Mineralstoffhaushalt.

Eiweiß ist der wichtigste Grundbaustein zur Bildung neuer Zellen. Patienten mit Wundheilungsstörungen sollten also reichlich Eiweiß essen. Optimal sind mageres Kalbfleisch, Geflügel, Eier und fettarme Milch. Tofu und Seitan sind gute fleischlose Alternativen.

Zur Wundheilung brauchen wir außerdem viele Nährstoffe. Denn der Körper muss Entzündungen und Infektionen abwehren, krankhaftes Gewebe ab- sowie neues Gewebe aufbauen. Zink ist beispielsweise an vielen Stoffwechselprozessen beteiligt und wichtig für ein intaktes Immunsystem. Zinkmangel kommt besonders bei Diabetikern vor, die häufig schlecht heilende Wunden haben.

Folsäure fördert die Zellteilung, und Vitamin C beeinflusst wesentlich die Neubildung von Kollagen, einem wichtigen Bestandteil der Haut. Also sollten viele frische Lebensmittel wie Gemüse, Beeren und Nüsse auf den Tisch kommen. Sie versorgen den Körper mit wichtigen Vitaminen und Spurenelementen.

Da ältere Menschen oft nicht mehr gut kauen können, kann man hartes Gemüse, Obst sowie Nüsse wunderbar in Smoothies klein häckseln. Ich finde, ein Mixer gehört in jeden Haushalt. So kann man sich schnell tolle Drinks mit allen wichtigen Nährstoffen zaubern – zum Beispiel auch, wenn der letzte Zahnarztbesuch für ein paar Tage das Essen zu einer schmerzhaften Angelegenheit werden lässt. Eiweißshakes braucht man in dem Fall sicher nicht, aber Patienten mit chronischen Wundheilungsstörungen und Kauschwierigkeiten liefern sie schnell die wichtigen Proteine und Energie.

Ob Smoothie oder Eiweißshake: Generell liefern solche Powerdrinks zusätzliche Flüssigkeit. Die ist wichtig, denn sie hilft, den Transport von Nährstoffen in die Zellen zu verbessern, was den Zellaufbau beschleunigt.

Hätten Sie übrigens gedacht, dass das Essen vor einer Operation den Verlauf der Heilung mitbestimmt? Und das schon Wochen vorher? Ein Eingriff mit Narkose und Skalpell ist eine große Herausforderung für Körper und Immunsystem. Ein geschwächtes Immunsystem erhöht die Risiken für Infektionen.

Studien zeigen, dass die Wundheilung schneller und mit weniger Komplikationen verläuft, wenn insbesondere vier Wochen vor und nach einer Operation auf die Ernährung geachtet und gegebenenfalls in Absprache mit dem Arzt mit zusätzlichen Nährstoffen ergänzt wird. Wichtig ist hier in erster Linie wieder eine gute Versorgung mit Eiweiß. Aber auch eventuelle Defizite an Nährstoffen sollten ausgeglichen werden, bevor man in eine Operation geht.

Für einen optimalen Heilungsprozess nach einer Operation ist wichtig, sich ausgewogen und eiweißreich zu ernähren. Bis die Wunde vollständig verheilt, vergehen manchmal Monate. Anfangs sollten die Portionen nicht so groß und leicht verdaulich sein. Lieber öfter essen. Zudem ist es sinnvoll, auf Alkohol und das Rauchen zu verzichten. Rauchen begünstigt Wundheilungsstörungen. Das führt nicht selten zu unschönen Narben.

Mehrere wissenschaftliche Studien belegen mittlerweile, dass medizinischer Honig bei der Wundheilung hilft. Er besteht aus einer Mischung australischer und neuseeländischer Honigsorten. Gemeinsam bilden sie aus Wasserstoffperoxid und Methylglyoxal einen Cocktail hochwirksamer, bakterientötender Substanzen.

Die Konzentration dieser Stoffe ist um ein Vielfaches höher als in normalem Honig aus dem Supermarkt. Dieser gehört sowieso auf keinen Fall auf Wunden!

Denn medizinischer Honig wird sterilisiert und muss spezielle Kriterien hinsichtlich Reinheit, Wirkung und Sicherheit erfüllen. Zudem wird er diesbezüglich streng geprüft. Medizinischen Honig gibt es in der Apotheke. Er ist zwar relativ teuer, kann aber vom Arzt auf Rezept verschrieben werden.

Kakaobutter – mehr oder weniger ein Restprodukt der Schokoladenproduktion – macht nach der Wundheilung das Narbengewebe wieder geschmeidiger. Es wird zum Beispiel von Rehakliniken zur Nachbehandlung großflächiger Brandwunden eingesetzt. Der Schmelzpunkt der Kakaobutter liegt bei 36 °C, also genau der Körpertemperatur. Das erleichtert Massagen des Narbengewebes und pflegt die Haut. Da Kakaobutter keine Allergien auslöst, ist sie für jedermann gut verträglich und macht übrigens auch trockene Haut wieder geschmeidig.

Nicht der Arzt heilt uns, sondern unser Körper

Nicht jede Krankheit und nicht alle Beschwerden können wir durch unsere Nahrung oder durch Nährstoffe behandeln. Es wäre vermessen, das zu behaupten. Aber dass eine einzige Therapieform für alle Krankheiten anwendbar ist, gibt es in der Medizin sowieso nicht – auch wenn einige Wunderheiler das gern behaupten.

Doch wir brauchen auch gar nicht diese Hundertprozentigkeit. Es würde schon reichen, wenn Ärzte und Patienten einfach etwas häufiger an die Wirkungen von Nährstoffen denken und zumindest in Erwägung ziehen, dass man über die Ernährung vielleicht einen Teil zur Heilung beisteuern könnte. Natürlich heilt eine Himbeere keinen Krebs, und das neue Superfood aus Tibet ist nicht die Lösung bei Schlaganfall. Aber Nahrung kann für uns Ärzte in der Therapie ein Baustein sein, so, wie es auch Medikamente sind.

Denn wir sollten auch Pillen und Zäpfchen viel mehr als überbrückende Maßnahmen verstehen, die unserem Körper die Zeit verschaffen, die er braucht, bis er von allein heilt. Dass wir Ärzte heilen, ist eines der größten Missverständnisse unserer Zeit. Letztlich heilt sich der Körper selbst – nur braucht er dabei teilweise unsere Unterstützung. Und die kann manchmal nur ganz sanft ausreichend sein. So wie es zum Beispiel durch die Zufuhr von Nährstoffen möglich ist, korrigierend in den Stoffwechsel einzugreifen. Oder die Unterstützung kann massiv notwendig sein, zum Beispiel durch einen chirurgischen Eingriff. Beides hat in der modernen Medizin seine Berechtigung und beides sollte nicht gegeneinander ausgespielt werden.

Militante Glaubensbekenntnisse haben in der Heilkunde nichts verloren. Es gibt nur selten ein Richtig, nicht immer ein Falsch, aber fast immer ein Miteinander.

Über unseren Lebensstil lassen sich viele Krankheiten der heutigen Zeit behandeln oder gar verhindern – Diabetes mellitus, Herzinfarkt, Bluthochdruck, einige Tumorerkrankungen, viele Darmerkrankungen, Gelenkschmerzen, Osteoporose, einige Formen der Demenz ... Dennoch ist die Veränderung des Lebensstils eine der Therapien, die am schwersten durchzuführen ist. Denn unser Verhalten lässt sich nicht so einfach von heute auf morgen anpassen. Häufig kommt der Alltag unseren guten Vorsätzen dazwischen. Der Weg zwischen Kopf und Bauch ist zeitweise die längste Strecke der Welt.

Achten Sie deshalb darauf, nicht auf die Versprechen der Superfood-Nahrungsergänzung-heilt-alles-und-jeden-Industrie hereinzufallen, die Ihnen eine Abkürzung versprechen. Die ideale Nährstofftherapie findet in der Küche statt – nicht in der Pille. Wenn in einigen Fällen eine hoch dosierte Nährstoffgabe notwendig sein könnte, sollten Sie das mit Ihrem Arzt besprechen, nicht mit einem Shopping-TV-Kanal.

Es lohnt sich tatsächlich, über die Ernährung nachzudenken. »Möchte ich wirklich daraus bestehen?« Das ist eine wichtige Frage, die man sich jedes Mal stellen sollte, bevor man etwas herunterschluckt. Denn letztlich bestehen wir aus dem, was wir essen. Und auch wenn uns Nahrungsmittel nicht immer gesund machen können: Teilweise machen sie uns krank. Und darauf sollten wir verzichten.

Das Wichtigste ist allerdings, dass Sie mit Ihrem Arzt über die Möglichkeiten sprechen, Ihre Gesundheit durch Nährstoffe positiv zu beeinflussen oder vielleicht sogar eine Krankheit zu therapieren. Denn nicht immer weiß der Arzt, dass Sie als Patient so motiviert sind, selbst etwas für Ihre Gesundheit zu tun. Glauben Sie mir: Die Motivierten sind mir die liebsten Patienten. Häufig erinnern sie mich auch daran, dass ich selbst wieder mehr auf meinen Lebensstil achten sollte. Und denken Sie daran, dass nicht jeder Laborwert eine Therapie und nicht jede vermeintliche Abweichung von der Norm eine Korrektur benötigt. Wir sind individuelle Wesen – diese Einzigartigkeit dürfen wir uns bewahren.

Lebensstil als Theorie

Wissen Sie, was ich an der Medizin so faszinierend finde? Vor allem, dass sie sowohl Wissenschaft als auch Kunst ist. Ich empfinde das nicht als Gegensatz, sondern als Bereicherung. In der heutigen Zeit sind wir viel zu häufig mit der linken Seite unseres Gehirns unterwegs, den Anteilen des Nervensystems also, die für logische Entscheidungen verantwortlich sind. Aber ein guter Arzt muss auch die rechte Seite benutzen, also auf seine Intuition vertrauen. Selbst wenn das Glauben an unser Bauchgefühl in den modernen Zeiten etwas in den Hintergrund getreten ist, möchte ich Sie ermutigen, häufiger auf Ihr Gefühl zu hören und sich selbst zu vertrauen. Gerade wenn es um die Ernährung geht und wir aufgrund der Vielzahl verfügbarer Studien, die sich teilweise sogar widersprechen, eher mit mehr Fragen zurückgelassen werden, als wir Antworten erhalten.

Eine gute Methode, der Sache auf den Grund zu gehen, wenn unser Bauchgefühl sagt: »Hier stimmt etwas nicht«, ist das Ernährungstagebuch. Machen Sie sich ruhig die

Mühe und schreiben Sie über einen längeren Zeitraum auf, welche Beschwerden Sie plagen und welche Lebensmittel Sie gegessen haben. Danach besprechen Sie das Tagebuch mit Ihrem Arzt. Es ist eine Mühe, die sich häufig wirklich lohnt.

Unsere Ernährung ist immer im Kontext mit dem gesamten Leben zu betrachten. Es ist wenig sinnvoll, einzelne Nahrungsbestandteile oder Lebensmittel herauszunehmen und zu loben oder zu verteufeln. Auch wenn uns ein Apfel gesund machen kann, drei Äpfel allerdings zu einer Verfettung der Leber führen können, sind wir diesen Früchten nicht schutzlos ausgeliefert. Natürlich kann man drei Äpfel essen und die Leber nimmt daran keinen Schaden. Entweder, weil man das nicht täglich tut, sondern nur selten. Dann ist das überhaupt kein Problem. Oder aber, weil man von seinen Vorfahren eine diesbezügliche genetische Ausstattung geerbt hat. Dann muss man sich keine Gedanken über eine Fruchtzuckerüberlastung machen – Glück gehabt.

Ganz sicher aber schaden die drei Äpfel nicht, wenn man einfach seine Sportschuhe anzieht und nach dem dritten Apfel losläuft, um die überschüssigen Kohlenhydrate dem Schicksal zuzuführen, für das sie von Natur aus vorgesehen sind: sie in Bewegung umzuwandeln.

Ich würde mich freuen, wenn wir wieder zu einem natürlichen Umgang mit Nährstoffen und Nahrungsmitteln zurückfinden könnten, sie als Bestandteil unseres Lebens sehen und auch die Chancen begreifen, die sie uns in der Medizin bieten.

Nicht jede Krankheit benötigt ein Medikament zur Therapie. Unser Lebensstil, zu dem letztlich die Ernährung gehört, spielt eine nicht zu unterschätzende Rolle.

Ihr Dr. Carsten Lekutat

Die Fakten

So essen wir – optimal ist anders*

WIE OFT KOCHEN DIE DEUTSCHEN?[7]

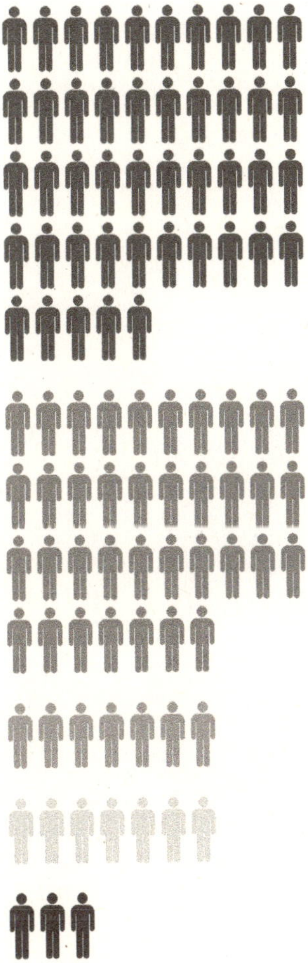

täglich
45 %

zwei- bis dreimal pro Woche
37 %

einmal pro Woche
7 %

normalerweise gar nicht selbst
7 %

seltener
3 %

WAS IST DAS LEIBGERICHT DER DEUTSCHEN?[8]

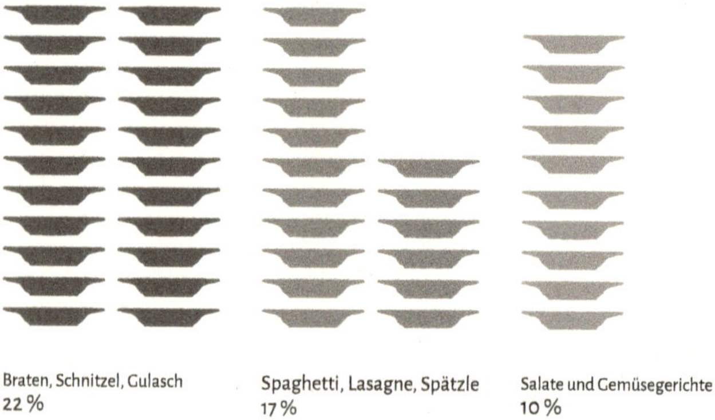

WAS WIRD TÄGLICH GEGESSEN?[9]

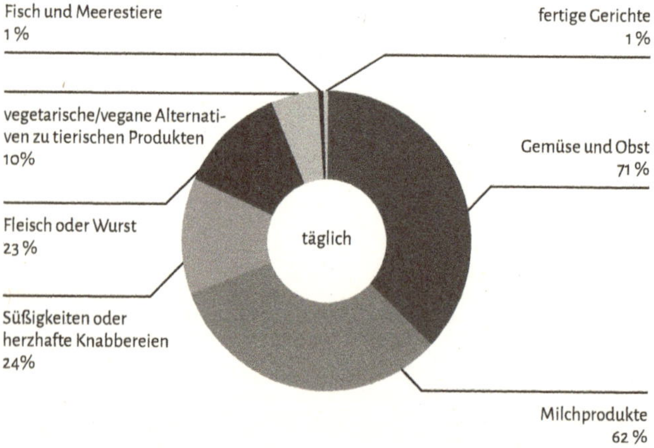

ACHTEN SIE DARAUF, DASS IHR ESSEN WENIG KALORIEN HAT?[10]

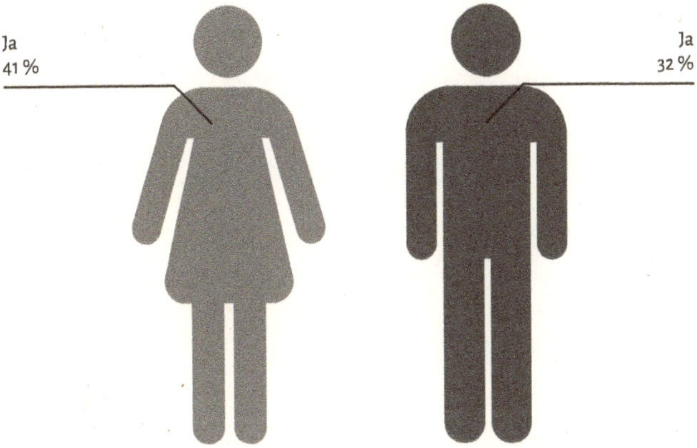

WIE ERNÄHREN SIE SICH?[11]

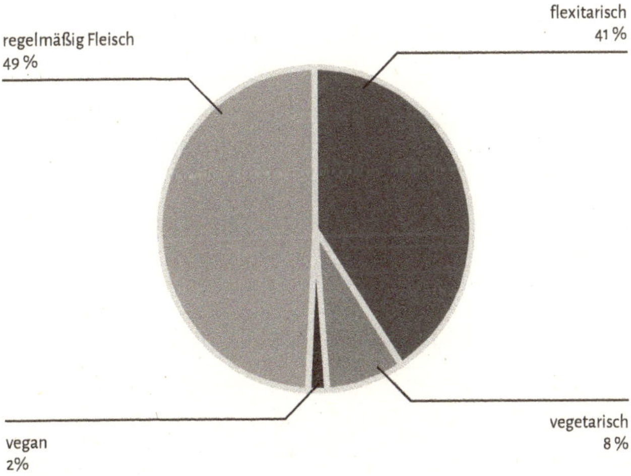

WER LÄSST SICH MINDESTENS EINMAL PRO WOCHE ESSEN NACH HAUSE LIEFERN?[12]

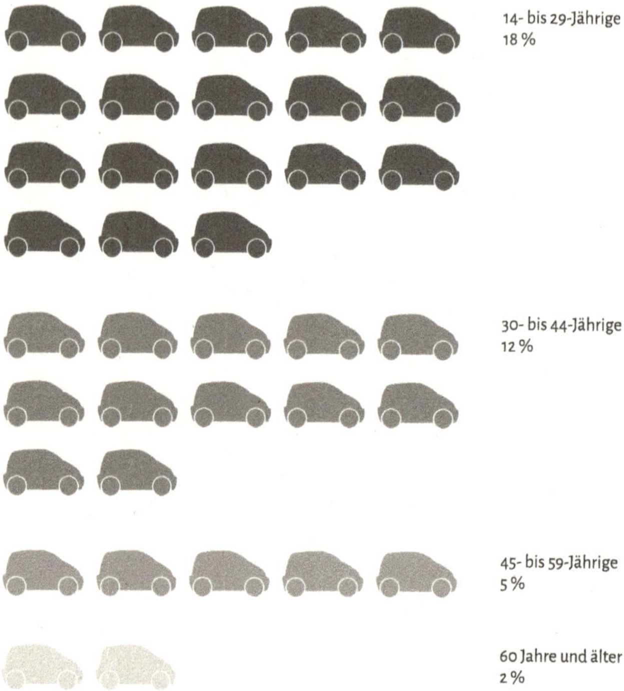

* Ernährungsreport 2024: Im Auftrag des Bundesministeriums für Ernährung und Landwirtschaft (BMEL) hat das Meinungsforschungsinstitut Forsa im Mai 2024 rund 1000 Bundesbürgerinnen und -bürger ab 14 Jahren zu ihren Ess- und Einkaufsgewohnheiten befragt (die Ergebnisse wurden im forsa Ernährungsreport 2024 und im BMEL-Ernährungsreport 2024 festgehalten).

WIE VIELE LEBENSMITTEL WERDEN WEGGEWORFEN?[13]

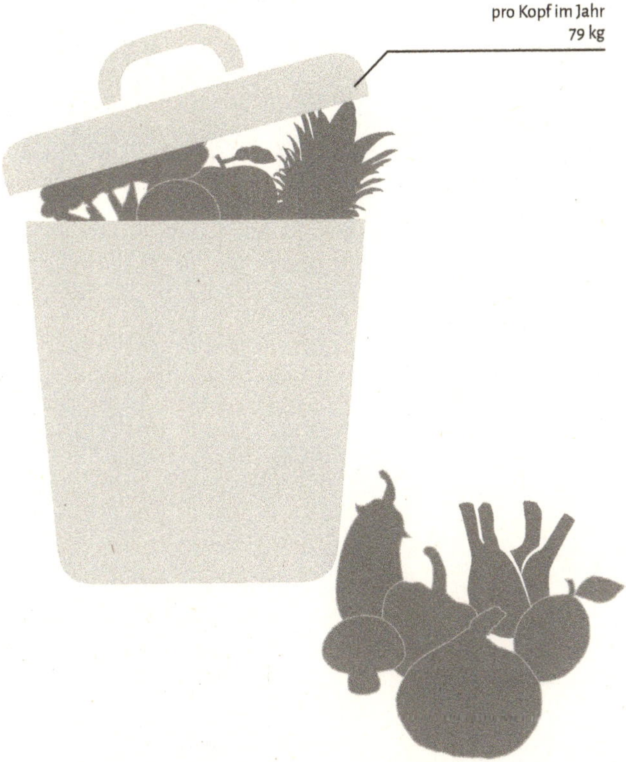

Fleisch

WELCHES FLEISCH ESSEN DIE DEUTSCHEN AM LIEBSTEN IM JAHR?[14,15]

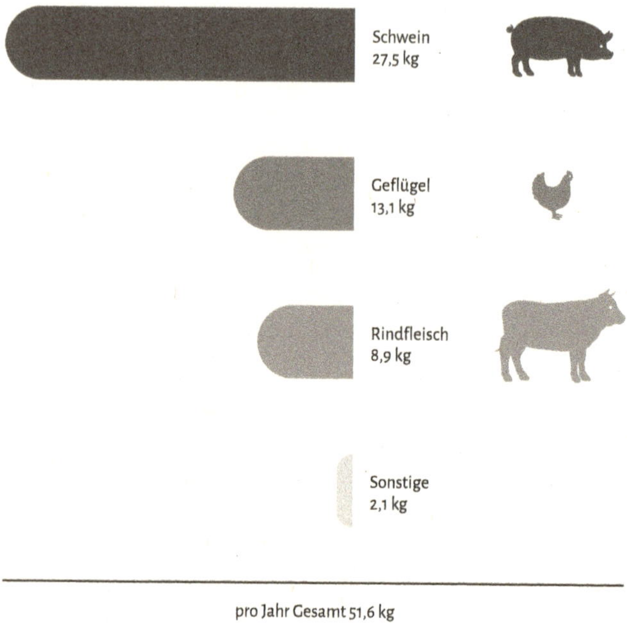

900 Gramm Fleisch pro Woche …

… isst jede und jeder Deutsche. Eigentlich sogar noch mehr, denn Vegetarier*innen und Babys sind hier mit eingerechnet. Das liegt klar über der von der Deutschen Gesellschaft für Ernährung (DGE) empfohlenen Menge von maximal 300 Gramm wöchentlich.

FLEISCHKONSUM RÜCKLÄUFIG SEIT 2018[16]

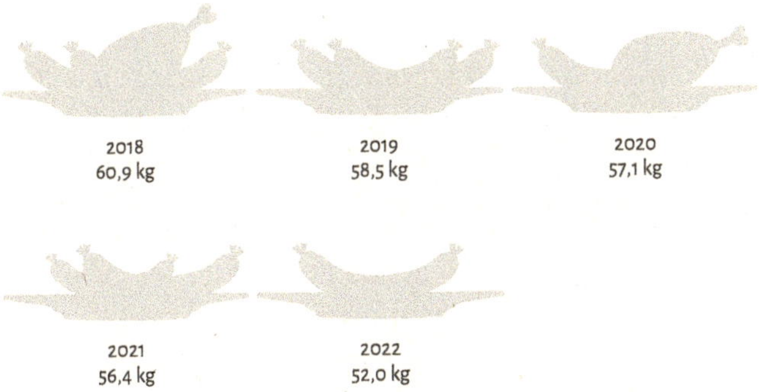

WIE VIELE BEFRAGTE KAUFEN VEGETARISCHE ODER VEGANE ALTERNATIVEN?[17]

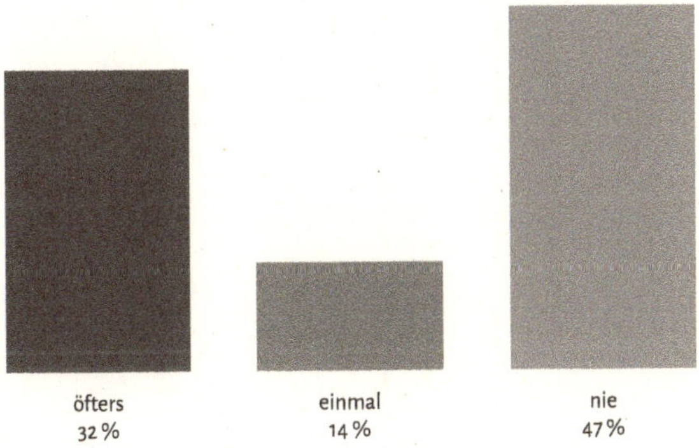

WELCHEN AUFPREIS WÄREN SIE BEREIT FÜR 1 KILOGRAMM FLEISCH ZU ZAHLEN, DAS BESONDERS TIERFREUNDLICH PRODUZIERT WURDE?[18]

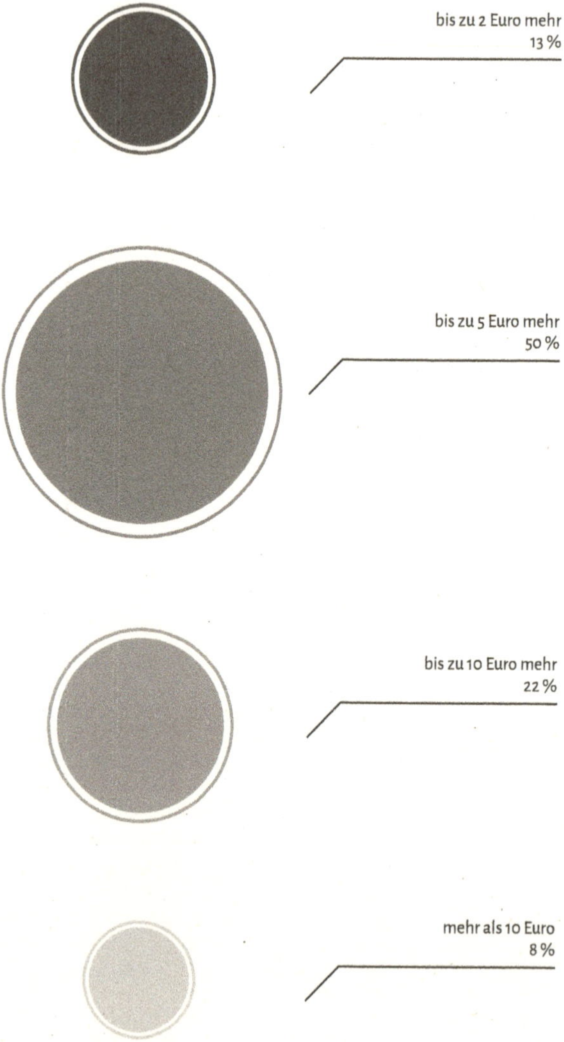

Pro-Kopf-Konsum

WIE VIEL ISST DER DEUTSCHE DURCHSCHNITTLICH PRO JAHR?[19, 20, 21, 22, 23]

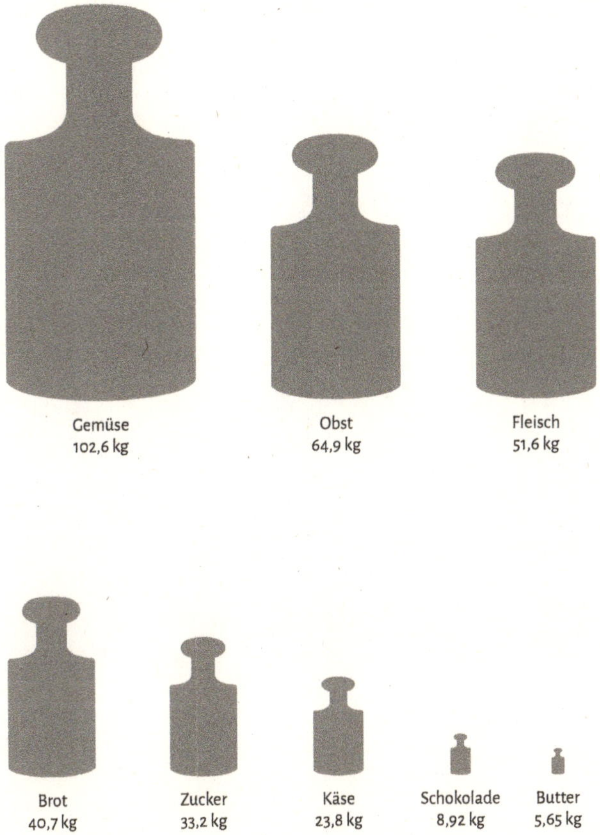

WAS TRINKEN DIE DEUTSCHEN DURCHSCHNITTLICH PRO JAHR?[24,25,26,27,28]

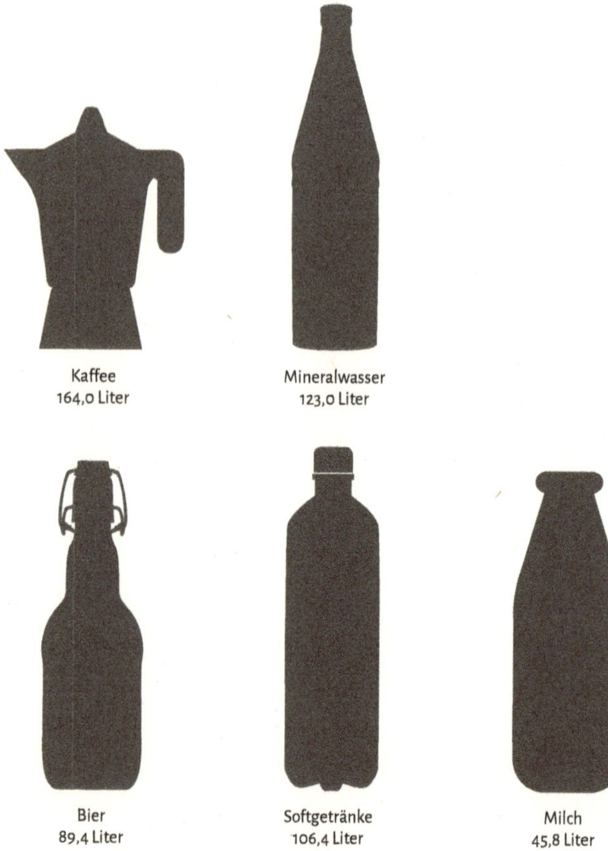

Anmerkungen

1 Deutsches Ernährungsberatungs- und -informationsnetz. https://www.ernaehrung.de/tipps/allgemeine_infos/ernaehr10.php

2 Holler, B. & Konrad, M. (2010). Depression – Ernährung als Therapie? *Ernährungs-Umschau 57*, 593–597. https://www.ernaehrungs-umschau.de/fileadmin/Ernaehrungs-Umschau/pdfs/pdf_2010/11_10/EU11_2010_593_597.qxd.pdf

3 Verbraucherzentrale Hamburg (2024, 29.05.). *Verursachen Fleisch und Wurst wirklich Krebs?* www.vzhh.de/themen/lebensmittel-ernaehrung/verursachen-fleisch-wurst-wirklich-krebs

4 Aloia J. F. The 2011 Report on Dietary Reference Intake for Vitamin D: Where Do We Go From Here? *The Journal of Clinical Endocrinology & Metabolism*, 2011, 96(10), 2987–2996. https://doi.org/10.1210/jc.2011-0090.

5 Bundesamt für Verbraucherschutz und Lebensmittelsicherheit & Bundesinstitut für Arzneimittel und Medizinprodukte (2017). *Gemeinsame Expertenkommission zur Einstufung von Stoffen Stellungnahme zu Vitamin-D-haltigen Produkten (01/2016) Revision 1.1 (2017)* https://www.bfarm.de/SharedDocs/Downloads/DE/Arzneimittel/Zulassung/ZulRelThemen/abgrenzung/Expertenkommission/stellungnahmen/2016-01-Rev1_1.pdf?__blob=publicationFile

6 Heinrich-Böll-Stiftung (2018). *FLEISCHATLAS 2018*. Daten und Fakten über Tiere als Nahrungsmittel. https://www.boell.de/sites/default/files/fleischatlas_2018_iii_web.pdf

7 Bundesministerium für Ernährung und Landwirtschaft (2024, 24.09.) *Deutschland, wie es isst – Der BMEL-Ernährungsreport 2024*. https://www.bmel.de/SharedDocs/Downloads/DE/Broschueren/ernaehrungsreport-2024.pdf?__blob=publicationFile&v=4

8 Bundesministerium für Ernährung und Landwirtschaft (2019) *Deutschland, wie es isst – Der BMEL-Ernährungsreport 2019*. https://

www.bmel.de/SharedDocs/Downloads/DE/_Ernaehrung/Ernaehrungsreport2019.pdf?__blob=publicationFile&v=9
9 Bundesministerium für Ernährung und Landwirtschaft (2024, 24.09.) *Deutschland, wie es isst – Der BMEL-Ernährungsreport 2024.* https://www.bmel.de/SharedDocs/Downloads/DE/Broschueren/ernaehrungsreport-2024.pdf?__blob=publicationFile&v=4
10 Bundesministerium für Ernährung und Landwirtschaft (2019) *Deutschland, wie es isst – Der BMEL-Ernährungsreport 2019.* https://www.bmel.de/SharedDocs/Downloads/DE/_Ernaehrung/Ernaehrungsreport2019.pdf?__blob=publicationFile&v=9
11 Bundesministerium für Ernährung und Landwirtschaft (2024, 24.09.) *Deutschland, wie es isst – Der BMEL-Ernährungsreport 2024.* https://www.bmel.de/SharedDocs/Downloads/DE/Broschueren/ernaehrungsreport-2024.pdf?__blob=publicationFile&v=4
12 Bundesministerium für Ernährung und Landwirtschaft (2024, 24.09.) *Deutschland, wie es isst – Der BMEL-Ernährungsreport 2024.* https://www.bmel.de/SharedDocs/Downloads/DE/Broschueren/ernaehrungsreport-2024.pdf?__blob=publicationFile&v=4
13 Gesellschaft für Konsumforschung (GfK) im Auftrag des Bundesministeriums für Ernährung und Landwirtschaft (2024). *Lebensmittelabfälle in privaten Haushalten unter die Lupe genommen.* https://www.bmel.de/DE/themen/ernaehrung/lebensmittelverschwendung/gfk-studie.html
14 Bundesministerium für Ernährung und Landwirtschaft (2024, 04.04.). *Pro-Kopf-Verzehr von Fleisch sinkt auf unter 52 Kilogramm.* https://www.ble.de/SharedDocs/Pressemitteilungen/DE/2024/240404_Fleischbilanz.html
15 Deutsche Gesellschaft für Ernährung e. V. (2024). *Lebensmittelbezogene Ernährungsempfehlungen der DGE.* https://www.dge.de/gesunde-ernaehrung/faq/lebensmittelbezogene-ernaehrungsempfehlungen-dge/#:~:text=Die%20DGE%20empfiehlt%2C%20maximal%20300g,Wurst%20pro%20Woche%20zu%20essen
16 Bundesministerium für Ernährung und Landwirtschaft (2023).

Versorgungsbilanzen Fleisch. https://www.bmel-statistik.de/ernaehrung/versorgungsbilanzen/fleisch#:~:text=Die%20zum%20Verbrauch%20verf%C3%BCgbare%20Menge,unter%20dem%20Wert%20des%20Vorjahres

17 Bundesministerium für Ernährung und Landwirtschaft (2024, 24.09.) *Deutschland, wie es isst – Der BMEL-Ernährungsreport 2024.* https://www.bmel.de/SharedDocs/Downloads/DE/Broschueren/ernaehrungsreport-2024.pdf?__blob=publicationFile&v=4

18 Bundesministerium für Ernährung und Landwirtschaft (2019) *Deutschland, wie es isst – Der BMEL-Ernährungsreport 2019.* https://www.bmel.de/SharedDocs/Downloads/DE/_Ernaehrung/Ernaehrungsreport2019.pdf?__blob=publicationFile&v=9

19 Bundesministerium für Ernährung und Landwirtschaft (2023). *Versorgungsbilanzen Obst, Gemüse, Zitrusfrüchte, Schalen- und Trockenobst.* https://www.bmel-statistik.de/ernaehrung/versorgungsbilanzen/obst-gemuese-zitrusfruechte-schalen-und-trockenobst

20 Zentralverband des Deutschen Bäckerhandwerks e.V. (2023). *Bäckereien in Deutschland.* https://www.baeckerhandwerk.de/zahlen-fakten#:~:text=Bei%20einem%20Konsum%20von%20knapp,1.899.000%20Euro%20pro%20Betrieb

21 Bundesministerium für Ernährung und Landwirtschaft (2023). *Versorgungsbilanzen Zucker, Glukose.* https://www.bmel-statistik.de/ernaehrung/versorgungsbilanzen/zucker-glukose

22 Bundesministerium für Ernährung und Landwirtschaft (2023). *Versorgungsbilanzen Milch und Milcherzeugnisse.* https://www.bmel-statistik.de/ernaehrung/versorgungsbilanzen/milch-und-milcherzeugnisse

23 Statista (2022). *Pro-Kopf-Konsum von Schokoladenwaren in Europa nach Ländern im Jahr 2022.* https://de.statista.com/statistik/daten/studie/20040/umfrage/jaehrlicher-schokoladenkonsum-pro-kopf-in-ausgewaehlten-laendern/#:~:text=Pro%20Kopf%20konsumierten%20deutsche%20Verbraucher,diesem%20Ranking%20auf%20Platz%20vier

24 Deutscher Kaffeeverband (2024). *Gemeinsam »wach, heiß, stark« für das Lieblingsgetränk in Deutschland.* https://www.kaffeeverband.de/de

25 Verband Deutscher Mineralbrunnen e. V. (2023). *VDM-Jahresbericht 2023.* https://www.vdm-bonn.de/

26 Deutscher Brauer Bund e. V. (2023). *Biernation aus Leidenschaft.* https://brauer-bund.de/

27 Die Wirtschaftsvereinigung Alkoholfreie Getränke (wafg) (2023). *Entwicklung des Pro-Kopf-Verbrauchs von Alkoholfreien Getränken nach Getränkearten 2012–2023.* https://www.wafg.de/fileadmin/dokumente/pro-kopf-verbrauch.pdf

28 Milch Industrie Verband (MIV) (2023/24). *Die Milch im Überblick 2023/2024.* www.milchindustrie.de/marktdaten/verbrauch-und-nachfrage/

DR. MED. CARSTEN LEKUTAT

Der Vital-Code

Entschlüssle die Signale deines Körpers für ein langes und gesundes Leben

»Longevity ist möglich! Wir alle besitzen ein geniales Frühwarnsystem: unseren Körper. Wenn wir seine Signale richtig deuten lernen, haben wir die besten Voraussetzungen für ein langes und gesundes Leben.«
Dr. med. Carsten Lekutat

Älterwerden muss nicht zwangsläufig zu Gebrechlichkeit und Krankheit führen. Beschwerden wie stille Entzündungen, Durchblutungsprobleme, Erschöpfung, Schlafstörungen oder ein Mangel an Mikronährstoffen sind jedoch Hindernisse für eine stabile und anhaltende Gesundheit. Die Präventivmedizin bietet eine Vielzahl von einfachen, praktischen Tools für den Alltag, um die frühen Warnsignale des Körpers zu erkennen und entsprechend zu handeln.

Dr. med. Carsten Lekutat erläutert fachkundig und unterhaltsam alltägliche Symptome und deren Bedeutung: Welche sind unbedenklich und wann muss ich aktiv werden? Er zeigt, dass ein langes, vitales Leben kein Wunschdenken bleiben muss, sondern Realität werden kann – voller Energie, Gesundheit und Freude.

KNAUR
MENSSANA